I0072534

ÉTUDE CRITIQUE DE LA CACHEXIE ALCALINE

DE

L'INDIVIDUALITÉ THÉRAPEUTIQUE

DES EAUX DE VICHY

LEUR ACTION SUR LE PROCESSUS HÉMO-TROPHIQUE

PAR

LE Dr H. DE LALAUBIE

MÉDECIN CONSULTANT A VICHY

Ancien élève des hôpitaux de Paris, chevalier de la Légion d'honneur.

> Et les bons effets de ces eaux sont, je le ré-
> pète, en contradiction flagrante avec tout ce que
> les chimistes ont prétendu établir, relativement
> à l'action de ces substances alcalines sur la
> composition du sang.
>
> TROUSSEAU, clinique de l'Hôtel-Dieu.

PARIS

G. MASSON, ÉDITEUR

LIBRAIRE DE L'ACADÉMIE DE MÉDECINE

Boulevard Saint-Germain, en face de l'École de Médecine.

1879

DE

L'INDIVIDUALITÉ THÉRAPEUTIQUE

DES

EAUX DE VICHY

163
1978 (13)

Paris. — Impr. Paul Dupont, rue Jean-Jacques-Rousseau, 41 (hôtel des Fermes).

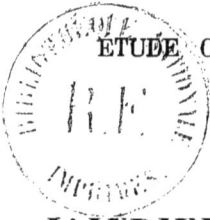

ÉTUDE CRITIQUE DE LA CACHEXIE ALCALINE

DE

L'INDIVIDUALITÉ THÉRAPEUTIQUE

DES EAUX DE VICHY

LEUR ACTION SUR LE PROCESSUS HÉMO-TROPHIQUE

PAR

LE Dʳ H. DE LALAUBIE

MÉDECIN CONSULTANT A VICHY

Ancien élève des hôpitaux de Paris, chevalier de la Légion d'honneur.

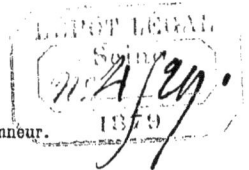

> Et les bons effets de ces eaux sont, je le ré-
> pète, en contradiction flagrante avec tout ce que
> les chimistes ont prétendu établir, relativement
> à l'action de ces substances alcalines sur la
> composition du sang.
>
> TROUSSEAU, clinique de l'Hôtel-Dieu.

PARIS

G. MASSON, ÉDITEUR

LIBRAIRE DE L'ACADÉMIE DE MÉDECINE

Boulevard Saint-Germain, en face de l'École de Médecine.

1879

PREMIÈRE PARTIE.

CONSIDÉRATIONS PRÉLIMINAIRES.

LES ALCALINS CHEZ LES ANCIENS.

Le point de vue qui a présidé à l'interprétation du mode d'action des alcalins a varié suivant les notions physico-chimiques ; et aussi suivant les courants philosophiques et la fortune des Écoles.

Si les anciens connaissaient quelques alcalins, comme le prouvent catégoriquement certains passages de leurs ouvrages, ils ne connaissaient que des préparations fort impures et tout à fait primitives (1).

(1) Hippocrate employait l'eau de chaux contre la lèpre (*Opera*, édit. Littré). Aristote parle de sels obtenus avec la cendre de joncs et de roseaux cuite dans l'eau (*Météor.*, II, c. 3).

Pline dit d'une part qu'une potion de cendres lixivieuses est un remède utile (cit. in *Elementa chimiæ*, de Boerhaave); d'autre part, il dit que les cendres de coquilles d'escargots chassent la pierre (Cit. in *Leçons cliniques*, de Thompson).

Vitruve parle d'eaux minérales qu'il appelle acides, qui, comme celles ae Lynceste,

En outre, ils se faisaient une idée assez modeste de leurs propriétés et ne recherchaient guère que leur action dissolvante dans la lithiase urinaire, leur action absorbante dans certains états mal définis des voies digestives et leur action topique dans certaines irritations ou ulcérations. Et même, dans ces états pathologiques qui circonscrivaient la sphère de toute action thérapeutique, ne leur accordaient-ils pas une portée bien décisive, si l'on en juge par le laconisme de leur appréciation qu'explique cependant, dans une certaine mesure, la manière dogmatique propre aux anciens.

La médecine iatro-chimique devait rehausser l'importance de l'action des alcalins et même exagérer leur dynamisme, conçu d'après des idées théoriques et des assimilations basées sur une observation et une expérimentation peu rigoureuses.

Il ne pouvait en être autrement. La chimie, à peine embryonnaire, se donnait déjà les allures d'une science prépondérante et souveraine, et promettait la réalisation des merveilles de l'âge d'or : dans l'ordre économique par la transmutation des métaux ; dans la sphère plus humble de la santé, par la transformation des

de Théano et d'autres lieux, ont, lorsque les malades en boivent, la propriété de dissoudre les calculs qui s'engendrent dans la vessie de l'homme (*De Archit.*, VIII, 3). Il s'agit très vraisemblablement d'eaux alcalines chargées d'acide carbonique.

La craie jouissait auprès des médecins de Rome et d'Athènes d'une réputation spéciale pour modérer les sueurs excessives et dans le traitement des maladies de la peau (In *Hœfer*, t. Ier).

Galien parle de la craie et de la chaux, qu'il vante dans les flux abdominaux et pour guérir les ulcères des poumons chez les phthisiques. Il parle aussi de pierres que l'on trouve dans les éponges et qui rompent la pierre des rognons (In *Deux Livres de simples*, de Galien, les Ve et IXe).

Arétée, IIe siècle, recommande la chaux vive dans de l'eau miellée (Cit. in *Thompson*).

Au VIIe siècle, Paul d'Égine cite des auteurs qui parlent des dissolvants qui favorisent l'accroissement des calculs quand ils sont mal administrés.

Les Arabes appelaient *alkali* un sel extrait des cendres d'une plante appelée *soude*, et qui entrait dans plusieurs préparations (In *Pharmacopée*, de J. Sylvius).

Au Xe siècle, Avicenne, Rhazès et l'École arabe employaient un mélange impur de carbonate de potasse et de chaux.

Au XVe siècle, en Suède, on se servait de potasse contre la peste (In *Paré*, liv. XXIIe, ch. 27).

Jacques Sylvius (qui a été professeur au Collège de France en 1649) parle de coquilles d'œufs, de poissons et d'huîtres qui entrent dans plusieurs préparations (In *Pharmacopée*, 1604).

Sydenham vante dans l'hydropisie les sels lixivieux comme diurétiques (*Opera*, 1671).

actions chimiques qui constituaient toute la maladie. C'est, du reste, à ces prétentions si exagérées que la chimie doit cette activité d'investigations et d'études qui lui a permis de se constituer et d'arriver la première, dans le concert des sciences, à une très honorable et très précoce maturité.

L'importance des alcalins bénéficia de cette avidité d'étudier et de connaître. Ils furent l'objet de plusieurs travaux ; on rechercha leur présence. C'est à l'une de ces recherches que nous devons la première analyse qui ait été faite des eaux de Vichy (1), (Grande-Grille, Grand et Petit-Boulet), et de celles de Vals (Dominique). Les propriétés de ces sources étaient tellement inconnues jusqu'alors, que dans sa note à l'Académie des sciences, du Clos (2) déclare d'une part que la grande quantité de sel nitreux contenue dans la Grande-Grille doit rendre cette eau plus propre à baigner qu'à boire ; d'autre part, il assigne à la Dominique de Vals des propriétés vomitives.

Robert Boyle (3), un des premiers qui ait pratiqué ia méthode expérimentale, analysa des calculs et y découvrit de la chaux. Il proposa différents moyens internes empruntés soit aux acides, soit aux alcalins pour dissoudre chimiquement la pierre dans la vessie. Il prouva aussi que la terre végétale est très riche en sels alcalins, et que c'est de cette condition que dépend la fertilité du sol.

Borel (4), reprenant les études de du Clos, de Mariotte, de Huygens et de Perrault sur la coagulation du sang, fit des expériences sur les humeurs tirées du corps humain. Dans l'eau d'un hydropique, il trouva une quantité notable de sel volatil et fixe. Le sang et la lymphe étaient chargés de sel volatil.

Homberg (5) communiqua à l'Académie des sciences des experiences faites sur les alcalins, et signala quelques-unes des préparations usitées en médecine.

(1) Analyse de Du Clos, en 1867.
(2) Du Clos, *Observations sur les eaux minérales de plusieurs provinces de France*, Académie des sciences, 1670-1671.
(3) Robert Boyle, *Usefulness of philosophy* (Cit. in Hœfer).
(4) Borel, Académie des sciences, 1684.
(5) Homberg, Académie des sciences, 1669 et 1700.

Ces études se succèdent dans l'espace d'un demi-siècle, de 1650 à 1700 ; mais si elles témoignent de la marche hardie d'une science qui a foi en ses moyens et en son avenir, elles révèlent d'un autre côté toute la pauvreté des notions chimiques dont disposait la première moitié du dix-septième siècle.

CACHEXIE ALCALINE.

LA MÉDECINE IATRO-CHIMIQUE.

SYLVIUS, BOERHAAVE, HUXHAM, CULLEN.

SYLVIUS. — C'est cependant d'après ces notions confuses, souvent inexactes et du moins toujours insuffisantes que, vers le milieu du dix-septième siècle, François de le Boë Sylvius essaya d'interpréter la nature et les causes des maladies, l'action et les indications des médicaments, substituant à la vieille médecine d'observation une médecine de cabinet, issue des rêveries à la fois chimiques et mystiques de Paracelse et de Van Helmont.

L'antagonisme entre les acides et les alcalins est la base de sa doctrine, inspirée à la fois de l'humorisme et de la chimiatrie : « Succum « acidum potentissime infringunt salia lixivia, tum fixa, tum vo- « latilia, ut et alia alterutro abundantia Corallio, Margarita, oculi « cancrorum, Creta, Lapis hematitus, Succinum, Chalybis limatura « et similia. »

Les acides augmentent la viscosité des humeurs et du sang ; les alcalins combattent cette altération (1) : « Sic coagulatum et grumes-

---

(1) Paracelse avait décrit une maladie due à ce que l'organisme ne s'était pas débarrassé de ce que, par analogie avec la lie de vin, il appelait tartre, et qui jouait un rôle dans la viscosité des humeurs (*De morbo tartareo*).

Van Helmont n'admettait pas le tartre de Paracelse, mais il faisait jouer un rôle à

« centem sanguinem corrigunt ace mendant oculi cancri, Mimia,
« spermaceti, os de corde cervi, mandibulia Lucii et similia plura,
« sed uno verbo salia volatilia. » En outre, dans sa classification (1)
des agents susceptibles d'augmenter la fluidité du sang, après avoir
cité l'air et les émotions morales, il désigne derechef les sels volatils et surtout les sels volatils huileux.

La propriété fluidifiante des alcalins conçue dans ces conditions,
devait faire entrevoir la cachexie alcaline en perspective. La théorie
en imposait l'imminence sous peine de faire intervenir des actions
vitales modérant le pouvoir fluidifiant, et il n'était pas question de ce
facteur dans le problème.

Aussi la cachexie alcaline ou, pour parler un langage plus con-
forme à la chronologie, l'acrimonie alcaline existait-elle pour Sylvius
qui l'avait conçue par opposition à une acrimonie acide (2).

L'existence de ces deux entités d'une nature diamétralement oppo-
sée créées pour satisfaire les exigences d'une théorie inexorable, faisait
naître de grandes difficultés au point de vue du traitement. Car s'il
recommandait de prendre garde aux acides sous peine de tomber dans
le cas de la cachexie acide, le fantôme de la cachexie alcaline se dres-
sait aussitôt. Il s'écriait alors : « Caveatur quoque ab usu volatilium

peu près semblable à l'acide de l'estomac, lorsqu'il s'accumule en trop grande quantité
et n'est pas neutralisé par la bile dans le duodénum. Il connaissait très exactement le
côté chimique de cette phase qu'il appelait deuxième digestion, pendant laquelle le bol
alimentaire était liquéfié.

Cette propriété liquéfiante, il l'a reconnue d'autre part aux alcalis sur les graisses.
A-t-il fait dans son esprit un rapprochement entre cette action des alcalis sur les graisses
et celle de la bile sur les matières alimentaires imprégnées par la première digestion
d'un acide qui, s'il n'était pas neutralisé, pouvait produire le rhumatisme articulaire, la
goutte, des palpitations de cœur, la gale, etc.? Ce rapprochement a pu dans tous les cas
s'imposer à l'esprit de ceux qui sont venus après lui. Il offrait, au point de vue de la
doctrine chimiâtrique, une base d'opération bien tentante.

(1) « Sanguinis fluiditatem augent : 1° aer quocumque modo æstuans, 2° alimenta
« et imprimis potulenta calidi assumpta ut et spirituosa: huc referenda condimenta sed
« aromatica; ut et salia volatilia et imprimis valde oleosa; ut et olea aromatica stillatitia;
« 3° corporis motus. » (Sylvius, *Praxeos medicæ idea nova*, Lyon, 1671.)

(2) Sylvius admettait aussi une acrimonie muriatique, qui devait correspondre sans
doute au scorbut de mer. Déjà, avant lui, Symphorianus Champier (*Practica nova in
medicinando*, 1517) avait parlé d'un état cachectique connu des anciens où les sels nitreux jouaient un rôle. Ce terme devait désigner très vraisemblablement le sel marin.
Depuis, dans le XVIIe siècle, il a reçu une acception générique et, comme pour les
alcalis, on a compris sous cette dénomination des substances qui, mieux définies pour
nous, ne peuvent y figurer.

« qualiumcumque sed maxime oleosorum. » Aussi, comme s'il eût
compris combien il serait difficile de ne pas se heurter à l'un des
deux écueils dont son système gratifiait la pathologie, a-t-il cru devoir
signaler celui qui, en définitive, exposait à de plus grands périls :
« Nam longe periculosior est sanguinis consistentia nimia ; *minus*
« *periculosa minor*. »

BOERHAAVE admit l'action fluidifiante des alcalins que ses expériences sur leur rôle comme menstrues mettaient hors de doute, et il
posa en principe que toute action efficace consiste dans la simple
réaction. Cette réaction lui suffisait pour expliquer le pouvoir dis-
solvant des alcalins : « Lorsque les éléments de certains corps sont
coagulés ensemble par l'interposition de quelque acide qui sert de
colle ou de lien commun, souvent il arrive qu'on peut résoudre ces
corps par les alcalins qui attirent à eux l'acide, et alors les éléments
n'étant plus retenus unis se séparent les uns des autres (1). »

Humoriste et chimiâtre comme Sylvius, en dépit de sa théorie
sur la prédominance des actions nerveuses, il admit deux sortes
d'acrimonies, l'une acide, l'autre alcaline, qu'il opposa plus catégoriquement (2) l'une à l'autre, en soulignant l'antagonisme par la formule *contraria contrariis curantur*. Les alcalins étaient les remèdes indiqués de l'acrimonie acide ; les acides ceux de l'acrimonie
alcaline.

Plus heureux que son devancier, il décrivit les altérations correspondant à ces deux états ; et sa peinture des altérations que présente l'acrimonie alcaline a dû servir d'original à notre tableau
classique de la cachexie alcaline (3) : « Signa acrimoniæ alcalinæ
« sunt:... Cruor tenuis, dissolutus, vix concrescens, pustullæ rubel-
« læ ichorosæ, etc... maculæ purpureæ... inflammationes acutissimæ
« celerrimæ... Sphaceli cum bullis elevatis ; *juvamen ab acidis*. »
Comme caractéristique : amélioration par les acides.

(1) Boerhaave, *Eléments de chimie*, t. V, p. 329.
(2) Boerhaave a décrit le scorbut à part.
(3) Boerhaave, *Institutiones medicæ*.

Mais c'est surtout au point de vue étiologique que Boerhaave a été plus exagéré que Sylvius ; car dans ses aphorismes (1), il admet que cette acrimonie puisse se produire par une alcalescence spontanée : «Morbi ex alcalino spontaneo (humore). »

L'idée de faire intervenir une cause alcaline spontanée devait l'illusionner sur la portée du dynamisme des alcalins et lui en faire exagérer singulièrement là valeur. Sa théorie de deux âcretés rivales plaçait presque l'organisme entre les deux termes d'un dilemme et ne lui laissait de chance de santé que dans un état neutre des humeurs représentant un équilibre qu'un rien pouvait rompre. Cette action souveraine qui résultait de la position de la question lui faisait tenir en suspicion certains aliments et certaines plantes comme recélant une action alcaline quelconque, et il les signalait comme matières alcalescentes dont il fallait se méfier.

HUXHAM, disciple de Boerhaave, admet que certaines substances, parmi lesquelles il range les alcalins, peuvent produire des altérations du sang semblables à celles qu'on observe chez les scorbutiques, altérations qui atteignent les globules « qui sont brisés et corrompus par l'effet de l'acrimonie (2). »

Il rappelle qu'expérimentalement « les alcalis volatils mêlés au sang qu'on vient de tirer, ou tandis qu'il sort de la veine, l'empêchent de se figer et de se décomposer en caillot et en sérosité comme il a coutume de faire. Ce sang ressemble parfaitement à celui qu'on tire des scorbutiques et de la plupart de ceux qui sont attaqués de fièvre pétéchiale, surtout lorsqu'on les saigne de bonne heure (3). »

Au reste, ajoute-t-il plus bas : « Toutes les humeurs du corps, lorsqu'elles se putréfient, deviennent fortement alcalines. »

Partant de ces données expérimentales, Huxham était exposé à ne voir dans les alcalins que des agents énergiquement malfaisants,

---

(1) Boerhaave, *De cognoscendis morborum causis aphorismi.*
(2) Huxham, *De l'état dissous et putride du sang* (Traduct.).
(3) *Loc. cit.*

tendant à placer l'économie dans des conditions analogues à la putréfaction et dont il fallait minutieusement s'abstenir ; mais il était clinicien et observateur, et ces deux qualités maîtresses l'ont empêché de tomber dans un système de méticuleuse prohibition.

« Ceux qui s'accoutument, dit-il, à user de beaucoup de sels alcalins volatils et fixes, d'épiceries et d'aloétiques sont toujours sujets à ces maladies ; et beaucoup de ceux qui prennent de la drogue alcaline savonneuse de mademoiselle Stephens et de sa lessive, pendant un long temps, tout de suite, tombent dans les chaleurs étiques, le scorbut chaud, l'hémorrhagie, la dyssenterie, etc.

« Une preuve remarquable de ceci, est ce qui arriva dernièrement à un gentilhomme de l'ouest du comté de Cornouailles qui souffrait de la pierre depuis plusieurs années. Il était naturellement d'une constitution délicate et avait pris de ce lixivium, etc., pendant plusieurs semaines, tant qu'à la fin les gencives commencèrent à devenir extrêmement spongieuses, inflammables et livides, et ensuite lui faisaient beaucoup de mal, et pourries, de façon qu'on pouvait très aisément enlever la chair. Elles saignaient considérablement pour peu qu'on les pressât, et il en sortait continuellement un ichor clair sanguin. Il parut aussi sur lui des taches livides, spécialement aux jambes et aux cuisses qui lui faisaient beaucoup de mal et étaient d'une couleur tirant sur le clair ou plutôt livide, de sorte qu'il y avait à craindre la mortification. Sur cela, je fus consulté pour lui par M. Hingflon, très habile apothicaire de Penryn, qui m'expliqua le cas. Appréhendant une alcalescence, une putréfaction d'humeurs et une dissolution du sang, de la façon dont les choses avaient été jusque-là et suivant les nouveaux symptômes qui survenaient, je conseillai une décoction et un extrait de quinquina avec un élixir de vitriol, une nourriture et une boisson tant soit peu acides, ce qui emporta aussitôt l'inflammation, la spongiosité et le saignement de ses gencives ; et prévint l'augmentation de la couleur livide de ses cuisses qui disparut en peu de jours. Environ deux ou trois semaines après, il sortit de tout son corps une copieuse éruption de pustules rouges et enflammées, ce qui semblait promettre quelque avantage. Malgré cela, étant réduit à une extrême faiblesse par la complication de ses maux, et tombé en une éthysie confirmée, il mourut quinze jours ou trois semaines après, tout desséché... Après sa mort, on tira de sa vessie une très grosse pierre (1), etc. »

Cette observation marquerait une phase nouvelle bien tranchée et bien décisive dans l'histoire de la cachexie alcaline. Nous sortirions des rêveries pour entrer dans le domaine des faits. On pourrait objecter que la direction imprimée à l'observation de l'auteur par une conviction bien arrêtée a pu lui faire négliger la recherche d'influences parallèles ; on pourrait invoquer les désordres sympathiques et les altérations nutritives que provoquent de longues et pénibles souffrances et la perte de toute activité ; on pourrait encore arguer de lacunes dans l'observation : les antécédents du malade, etc. Ces réserves pour quelques esprits n'auraient d'ailleurs de poids que pour établir la préparation de l'économie à subir aussi complètement que possible l'influence de l'action nocive. Quelque favorables que fussent les conditions au milieu desquelles s'exerçait le dynamisme, la nécessité de son intervention pour expliquer les altérations survenues légitimerait à leurs yeux le caractère qu'a assigné à ce fait le praticien anglais. Aussi, sans le discuter davantage, inscrirons-nous provisoirement ce cas à l'avoir heureusement si pauvre de la cachexie alcaline. Et si la gravité des accidents qu'Huxham a mis à la charge des préparations (2) de mademoiselle Stephens paraissait peu en rapport avec l'idée que nous nous faisons du dynamisme des principes actifs qu'elles contiennent, ce sera le cas de rappeler les conditions préexistantes et de mentionner l'action de ces remèdes grossiers sur des fonctions digestives déjà

----

(1) Huxham, *loc. cit.*

(2) « Mes médicaments sont une poudre, une décoction et des pilules.

« La poudre se compose de coquilles d'œufs, et d'escargots calcinés.

« La décoction s'obtient en faisant bouillir dans l'eau certaines herbes avec une « boule composée de savon, de cresson, de poreau calciné à blanc et de miel.

« Les pilules sont composées d'escargots calcinés, de graines de carotte sauvage et « de bardane, de semence de frêne et baies d'églantier sauvage, le tout calciné à « blanc, de savon et de miel. » (Stephens in *Gentleman's magazine*, juin 1739).

.... D'après Thompson, « la dose était d'environ 4 grammes de poudre, trois fois par « jour, dans du cidre ou quelque autre liquide avec 125 grammes de la décoction. « Si l'estomac ne supportait pas la décoction, on substituait les pilules à celle-ci » (Thompson, *Clinique*).

troublées. Enfin ce sera peut-être un argument ayant cours de dire que le célèbre pathologiste « écrivait pour l'Angleterre. »

Les exigences du point de vue chimique nous obligent à mettre à côté de ce cas de cachexie produite par une préparation grossière de chaux et de potasse, un cas qui ressortit à la toxicologie par la nature de l'agent pathogénique et l'usage qui en a été fait pendant longtemps à doses massives. Il s'agit de l'alcali volatil concret (sesquicarbonate d'ammoniaque) ; aussi l'observation suivante se présente avec des caractères de vraisemblance qui ne laissent pas place au plus léger étonnement.

« J'ai dernièrement donné mes soins à un gentilhomme aisé qui avait pris l'habitude de manger une si grande quantité de sel volatil (que les dames emploient en inhalation olfactive) qu'à la fin il en aurait mangé, ce qui est assez étonnant, comme d'autres personnes croquent des dragées.

« La conséquence fut qu'il tomba bientôt dans une fièvre hectique, qu'il eut de grandes hémorrhagies par les intestins, le nez et les gencives ; toutes les dents tombèrent, et il ne pouvait manger rien de solide. Il tomba en un affaiblissement extrême, et ses muscles n'avaient pas plus de force que ceux d'un enfant nouveau-né. Il sortit de tout son corps des pustules qui le démangeaient tellement qu'il les grattait continuellement, si bien qu'il enlevait des lambeaux avec ses ongles. Son urine était très colorée, trouble et très fétide.

« On parvint à la fin, mais avec grand'peine, à le persuader d'abandonner cette déplorable habitude : mais il avait tellement ruiné sa constitution qu'il traîna une vie misérable pendant plusieurs mois et mourut cachectique et dans le plus grand marasme. Et je suis persuadé qu'il serait mort beaucoup plus tôt s'il n'eût bu constamment des vins fins et généreux en assez grande quantité, ainsi que du lait d'ânesse et des sucs antiscorbutiques bien acidulés avec du jus d'orange et de limon (1). »

(1) *Dissertation on the ulcerous sore of throat.* Après ce tableau si sombre et si effrayant, Huxham fait preuve d'une sage réserve et d'une grande modération en déclarant qu'il est loin de penser que ces sels volatils doivent être bannis de la matière médicale ; qu'il est même convaincu que, dans certains cas, hormis toutefois ceux qu'il a mentionnés, on peut les administrer avec avantage.

Ces deux observations, empruntées à la pratique de Huxham, représentent (puisque au nom de la chimie il faut les confondre sous la même dénomination) les deux seuls cas authentiques de cachexie alcaline que l'on trouve décrits dans les auteurs.

Ils semblent être les seuls que Huxham ait rencontrés, malgré une recherche partiale. Car si nous avons admis ses affirmations lorsqu'elles s'appuyaient sur des faits catégoriques ou du moins vraisemblables, il y a lieu de rejeter formellement tous les autres cas, non décrits et auxquels il fait allusion d'une manière générale, dans lesquels à la suite du lixivium de mademoiselle Stephens le sang et l'urine ont été trouvés alcalins. Huxham fait de cette alcalinité de l'urine et du sang, en dehors de manifestations symptomatiques, la caractéristique d'un état de cachexie; or la science moderne proteste absolument contre ces conclusions. Il est prouvé aujourd'hui qu'il suffit d'un bain simple pour donner aux urines une réaction alcaline; et quant au sang, les recherches des physiologistes ont établi que l'alcalinité est sa réaction normale et représente une condition absolue et *sine quâ non* de la vie.

Huxham avait donné à la cachexie alcaline le sceau de la clinique; les nosologistes contemporains firent figurer la nouvelle entité dans leur catalogue (1).

CULLEN, dont le nom a été invoqué (2) par les partisans de cette cachexie, avait aussi sa théorie clinique sur la production de cet état acrimonial.

D'après les principes de sa physiologie, « il se développe pendant le temps de la digestion un acide qui fait disparaître la putréfaction et contribue à changer les matières alimentaires en chyle. La neutralisation de cet acide dispose à un état scorbutique (3). »

L'autorité de sa théorie et celle non moins respectable de la tradi-

(1) Cullen, *Nosologia;* Boissier de Sauvages, *Nosologie méthodique.*
(2) Blondeau, *Des inconvénients de la médication thermale,* etc. Thèse de Paris, 1851, n° 270.
(3) Cullen, *Médecine pratique* (Note du traducteur).

tion, l'engageaient à se défier des alcalins ; et il semble qu'il a poussé la prudence au point de n'avoir sur leur action nocive aucune expérience personnelle. Car il dit : « qu'il ne les a jamais continués longtemps dans la crainte qu'ils ne produisissent un changement fâcheux dans l'état des fluides (1). » En dehors des motifs de sa réserve, on ne trouve dans Cullen rien de concluant contre les alcalins. A moins qu'on ne lui prête l'intention de mettre à leur charge les douze cas de goutte dont il parlait dans ses leçons, qui, à la suite de l'usage de la poudre du duc de Portland, s'étaient tous terminés par des hydropisies « se masquant sous différentes formes, telles que l'apoplexie et la paralysie dépendant d'épanchements dans le cerveau. »

La poudre du duc de Portland (2), qui a eu une vogue bien étonnante, était composée de plantes amères dont quelques-unes, il est vrai, avaient été classées par Boerhaave parmi les herbes alcalescentes. Mais rien ne prouve que Cullen ait perdu le point de vue vraiment médical de la métastase goutteuse pour ne suivre qu'une action alcaline misérable.

Quelle qu'ait été, au reste, sa manière de voir, elle ne saurait influer sur les faits eux-mêmes et nous faire dévier de la seule interprétation compatible avec nos notions médicales actuelles.

Telle est l'histoire de la cachexie alcaline chez les anciens. Conçue théoriquement et d'après les données fournies par une chimie qui s'essayait, affirmée par la conformité de certains états cachectiques avec l'idée qu'on se faisait de l'action alcaline, s'imposant même comme une rencontre fatale sur le chemin de cette action, cette entité n'a reposé originellement que sur une équivoque.

(1) Cullen, *loc. cit.*
(2) La poudre du duc de Portland était composée ainsi :

Racines d'aristoloche ronde,	
Id. de gentiane,	
Sommités de chamœdrys,	parties égales de chaque en poudre très fine.
Id. de chamœpitys,	
Id. de centaurée,	

Dose : un gros, le matin, à jeun.

La réaction alcaline des gaz qui se développent pendant la putréfaction a dû frapper tout d'abord l'esprit des premiers observateurs
et leur faire accepter comme corrélatives l'idée de putréfaction et
celle d'alcalinité. Les maladies spontanément alcalescentes de
Boerhaave ne sont évidemment que des états cachectiques dont la
nature a été appelée par lui alcaline, parce que pour lui elle était
putride. Toute matière qu'il supposait facilement putréfiable était
pour lui alcalescente et, on pourrait ajouter, *vice versâ*. Les états
bilieux, les septicémies, les états ultimes ont dû figurer dans les
acrimonies où les causes de nature alcaline n'étaient pas même en
jeu. A la fin même du dix-huitième siècle, règne la même confusion. Dans sa nosologie, Boissier de Sauvages dit, en parlant des
acrimonies : « Il s'agit ici de l'acrimonie alcalescente ou muriatique
du sang et des humeurs ; l'on doit y rapporter toutes les maladies
bilieuses, virulentes et purulentes (1). »

La lecture des auteurs que nous avons cités prouve d'une façon
bien évidente que pas un, sauf Huxham, n'a observé un cas de cachexie par les alcalins.

Deux faits inégalement concluants, rapportés par le célèbre médecin anglais, ne donnent aucune autorité à leurs affirmations et ne
dissipent pas l'équivoque ; mais ils établissent qu'en fait, un état cachectique peut être réalisé par *certains* agents ds nature alcaline à
doses massives et longtemps continuées.

(1) Boissier de Sauvages, *Nosologie méthodique.*

CACHEXIE ALCALINE DES MODERNES.

ALCALISATION — PRATIQUE DE PETIT — RESTAURATION DE LA CACHEXIE.

MAGENDIE, TROUSSEAU.

Malgré l'autorité des auteurs si justement célèbres dont nous avons rapporté l'appréciation (1), le champ des applications thérapeutiques des alcalins s'agrandissait comme par le fait d'une intuition médicale qui ne semblait pas tenir grand compte des terreurs du passé.

Le dix-neuvième siècle leur donna tout d'abord une place honorable dans l'arsenal thérapeutique, et ils y acquirent bientôt, par l'importance et la généralisation de leurs applications, un rang que peu de médicaments peuvent leur disputer

Aucune de leurs propriétés fondamentales que comportait, du reste, l'action neutralisante telle que la comprenait Boerhaave et telle qu'il en avait donné l'explication dans sa chimie, ne fut mise en question. Et si par la suite on leur attribua des propriétés d'ordre physiologique, ce fut autour des actions chimiques, telles que les avaient définies les anciens, que l'on fit rayonner ces attributions nouvelles.

Une phase considérable dans l'histoire de ces agents thérapeutiques

---

(1) Sylvius, Boerhaave, Huxham et Cullen.

coïncida avec les travaux d'hématologie (1). En effet, lorsqu'il fut établi que normalement le sang est toujours alcalin, le centre de gravité des réactions normales de l'économie se trouvant reporté de l'état neutre, où le plaçaient les anciens, à l'état alcalin, l'usage des alcalins poussé jusqu'à saturation devint, dans une foule d'états pathologiques, l'indication impérieuse, pour venir en aide à l'organisme en détresse et lui fournir les moyens de se débarrasser d'un excès d'acide.

Tel fut du moins le point de vue de l'école chimique moderne qui a eu pour principal représentant Ch. Petit, dont l'œuvre se compose de nombreuses publications qui se succèdent de 1834 à 1850. La dernière, qui résume les précédentes, renferme l'apologie de ses principes et de sa pratique déjà si discutée depuis quelques années.

Sur la foi invoquée par lui, de Lorry, d'Astruc et de Bordeu, qui avaient constaté la nature acide de certains virus, sur celle de M. Mialhe (2) qui voyait dans une tendance acide la cause de la formation des tubercules et des engorgements ganglionnaires, Petit (3) tailla dans l'*acrimonie acide* des anciens, une *prédominance acide*, dont il entoura la théorie de considérations qui avaient la prétention de tenir compte des progrès accomplis dans la science.

De ce que, à l'état normal, le sang et toutes les sécrétions non excrémentielles, sauf le suc gastrique, sont alcalins, tandis que la sueur et l'urine, sécrétions excrémentielles, sont acides, Petit en concluait que par le soin qu'elle prend de rejeter les acides au dehors, la nature nous montre que la santé dépend de l'élimination de ces acides.

La théorie de la prédominance acide éclairait, croyait-il, la pathogénie d'une foule d'affections chroniques, et sans nul doute aussi leur thérapeutique. Mais c'était surtout dans la goutte et dans la gravelle que cette cause s'imposait ; et le monde médical se souvient encore de l'audace et de la logique avec lesquelles le représentant

(1) Piorry et L'Héritier, *Des altérations du sang*, 1840. — Nasse, *Journal für praktische Chemie*, 1843. — Figuier, Sur une nouvelle méthode d'analyse du sang. *Ann. de chimie et de physique*, 1844. — Andral et Gavarret, *Essai d'hématologie*, 1843.

(2) Mialhe, *Comptes rendus de l'Académie des sciences*, 1842.

(3) Ch. Petit, *Des eaux de Vichy*.

de l'école chimique satisfaisait aux indications qu'il avait posées déjà dès 1835. Sa conviction était telle qu'il a cru devoir invoquer l'indiscipline des malades qui doublent ou triplent les doses indiquées, pour s'excuser de ne pas dépasser dans ses prescriptions une dose journalière d'eau alcaline, que pour traduire le point de vue où il se plaçait, nous évaluerons en bicarbonate de soude et qui correspond à 25 ou 30 grammes de ce sel. Il comptait en outre sur l'absorption des principes minéralisateurs par le tégument externe pour augmenter la quantité des alcalins introduite dans l'organisme.

D'après cette manière de considérer les faits, le bicarbonate de soude se comportait en ennemi personnel de l'acide urique. Or, l'alcalisation permettait d'atteindre, comme par inondation, dans les profondeurs où il s'était réfugié, l'acide qui s'était soustrait à l'élimination excrémentielle.

Point n'est besoin de rappeler les discussions passionnées auxquelles donna lieu l'application de ce mode de traitement indistinctement à toutes les formes que revêt la goutte, non plus que l'enquête académique que provoquèrent en 1840 les goutteux hésitant désormais entre les promesses si séduisantes de l'alcalisation et les pronostics terrifiants d'une école contradictoire. Il est bon, toutefois, de faire remarquer que l'opposition clinique si légitimement soulevée, se fût peut-être sentie désarmée, si son appel à la modération eût été entendu et si quelques contre-indications, dans le cas particulier que visaient alors ses préoccupations, eussent été admises. Il n'en fut malheureusement pas ainsi ; et faute d'un combattant, le Dr Petit sembla sortir victorieux de la lutte.

La doctrine et la pratique de cette école correspondaient à un point de vue qui était la négation de toute notion de pathologie générale et de tout esprit médical, et constituaient un anachronisme ramenant la médecine à plus de trois siècles en arrière.

Car Paracelse lui-même, le fondateur de la chimiâtrie, dans le traitement de sa maladie tartaréenne, qui correspond à notre arthritis, avait fait une distinction formelle entre les indications qui doivent s'adresser au produit pathologique et celles qui doivent viser plus haut et s'adresser aux conditions même en vertu desquelles le tartre se trouve dans l'économie. De quel sens vraiment médical n'a-t-il pas fait preuve dans ces lignes (1) qui tracent de main de maître quelques-unes des grandes indications thérapeutiques qui doivent présider au traitement de cette affection : « quand le médecin voudra entreprendre la cure des maladies tartaréennes, il devra d'abord mettre l'estomac en état de consumer tout ce qu'il reçoit, comme le feu consume le bois. On devra employer pour l'estomac les rectificatifs, les confortatifs et les altératifs ; autrement on ne réussira pas. Pour mieux me faire comprendre, je proposerai deux modes de préservation : l'un regarde le ventricule, l'autre consiste dans l'ablation du tartre externe, afin d'empêcher qu'il ne pénètre à l'intérieur. »

Négligeant l'étude des conditions inhérentes à la présence de l'acide urique en excès dans le sang, l'école de Petit faisait consister toute la maladie dans la prédominance de cet acide. Dès lors le génie thérapeutique n'avait à s'appliquer qu'à déterminer ou à accentuer la réaction alcaline dans les milieux de l'économie ; et malgré le luxe de la mise en scène, le rôle des alcalins ne dépassait pas le niveau d'une réaction de laboratoire.

La première théorie du diabète, de M. Mialhe (2), quoiqu'elle abordât les phénomènes de l'ordre biologique le plus élevé, vint par sa conclusion pratique apporter un appoint d'autorité à cette médecine qui ne s'adressait qu'aux milieux de l'économie.

Faisant une application de la loi des oxydations, formulée vingt ans auparavant par Chevreul, M. Mialhe supposait que la présence du sucre dans les urines diabétiques est due à une combustion incomplète des matières sucrées introduites par l'alimentation. Et il attribuait l'imperfection de la combustion à une diminution de l'alcalinité du sang, qui pouvait acquérir une réaction neutre et même acide. Dès lors, il fallait modifier le milieu sanguin, et lui donner la richesse d'alcalins sans laquelle ne peuvent s'accomplir les actes organiques.

Ce furent les beaux jours de la médication alcaline, alors qu'elle était acceptée sans conteste et sans mesure dans tous les cas que la

(1) Paracelse, *De morbis ex tartareo*, etc., in Daremberg, *Hist. de la médecine*.
(2) Mialhe, *Comptes rendus de l'Académie des sciences*, 1482.

théorie faisait dériver de l'acidité des humeurs. On l'employait *largà manu*, sans crainte de dépasser une limite difficile à franchir, puisque l'alcalisation représentait un minimum qu'il fallait atteindre pour bénéficier de l'action du médicament. On était en pleine débauche alcaline.

Ce fut dans ces conditions que la cachexie alcaline des anciens, ensevelie et complètement oubliée dans la poussière de leurs écrits, fut évoquée par Magendie et par Trousseau.

A propos d'une note où M. Mialhe faisait ressortir l'action fluidifiante des alcalins, Magendie avait signalé les conséquenaes que devait entraîner *à priori* cette action poussée au delà d'une certaine limite. Il reprit en 1852 cette question à laquelle l'intervention de Trousseau avait donné une actualité toute spéciale ; et du haut de la chaire de médecine du Collège de France, il invoqua des expériences qui établissaient, d'après lui, une action pharmaco-dynamique dans le sens de la dissolution du sang, de l'anémie et de la cachexie.

Les expériences invoquées par le savant physiologiste consistaient en injections d'alcalins dans les veines d'animaux vivants ; et à cela près que le mélange se faisait dans des conditions intra-veineuses, elles reproduisaient sans grande variante, comme résultats hématiques apparents et comme signification, les expériences signalées par Huxham, plus de cent ans auparavant. Le sang était liquide et avait perdu la propriété de se coaguler.

Enfin, pour donner la sanction de la clinique aux conclusions de la pathologie expérimentale, il rapportait un cas de cachexie observé chez un de nos plus illustres chimistes, à la suite d'un traitement alcalin à doses très massives et longtemps continuées. « Il en était résulté une pneumonie chronique très fatigante, et des taches à la peau qui indiquaient assez que le sang avait été altéré (1). »

Mais celui qui, dans la restauration de la cachexie des anciens, joua un rôle décisif et exerça une influence dont la portée a certes dépassé le but qu'il se proposait, ce fut Trousseau, dont l'autorité magistrale exposait son enseignement à recevoir une interprétation exagérée.

(1) Magendie, Leçons faites au Collège de France, 1852.

Alors que Magendie n'avait fait que signaler les craintes que devait inspirer une action fluidifiante, et avant que la question n'eût pris l'importance qu'elle avait déjà, lorsque le professeur du Collège de France entreprit de la résoudre expérimentalement, dès 1846, dans son *Journal de thérapeutique*, Trousseau publia contre l'abus que l'on faisait des alcalins, une protestation dont le retentissement a fait peser longtemps sur cette médication un sentiment de méfiance, pour ne pas dire de terreur.

Trousseau y évoquait en effet la cachexie des anciens, et déclarait que l'abus des alcalins avait fait plus de mal que l'abus du mercure et de l'iode. Ce sont là des exagérations que son enseignement ultérieur a implicitement désavouées, et dont on trouve l'explication dans une indignation peu retenue pour une médecine qui lui apparaissait comme une double hérésie clinique.

Ce qui frappe en effet à première vue, c'est l'insistance avec laquelle, après s'être laissé entraîner par des développements naturels, il revient sans cesse à la goutte et à son traitement par l'alcalisation. On sent qu'à travers les généralités, il n'a pas perdu de vue la question spéciale qui est l'objet de toutes ses préoccupations et qui a inspiré son réquisitoire. Sous le couvert de la cachexie, il a fait le procès à cette médecine qui s'attaquait au milieu sanguin pour y éteindre toute velléité acide par une neutralisation directe, s'absorbant dans une lutte corps à corps avec le produit de la maladie et négligeant la maladie même, c'est-à-dire les conditions inhérentes à la présence en excès de cet acide dans le sang et dans les humeurs. Et il poussait la passion jusqu'au point d'appeler « des médecins peu intelligents » ceux qui prétendent détruire la diathèse même, ce qui les entraîne « à fouiller le fond de la constitution. »

Trousseau a voulu, en outre, poursuivre la revendication des droits de l'économie et des tissus vivants, à ne pas être tenus systématiquement en dehors du problème. Ainsi, dans le traitement des engorgements du foie, il reconnaissait la valeur des alcalins, sur le compte de laquelle la pratique avait prononcé depuis des siècles ; mais il insistait pour qu'on n'abusât pas de ces agents en poursuivant jusqu'à résolution complète, un mal qui, en vertu des propriétés inhérentes aux tissus vivants, « doit se guérir seul, » dès que la première impulsion rétrograde a été donnée.

Le choix des côtés de la question particulièrement envisagés et mis en relief, toute la physionomie enfin de cette étude, lui donne un caractère de réfutation s'adressant directement à l'école que personnifiait le Dr Petit, et qui semblait triomphante. C'est ce qui explique certaines exagérations.

Au moment de conclure, la modération reprenait le dessus, et le grand clinicien réclamait de la modération dans l'usage des alcalins, au même titre, disait-il, que dans celui des préparations ferrugineuses « dont tant de médecins sont follement prodigues, » et dont il s'efforçait de modérer la vogue que, plus que personne, il avait contribué à leur donner.

Si son enseignement a longtemps porté l'empreinte de la première inspiration, les dernières publications de Trousseau montrent que sa manière de voir au sujet de l'action débilitante, cachectisante des alcalins, s'était notablement modifiée. Il est juste d'ajouter que l'école chimique avait vécu et qu'une thérapeutique plus rationnelle avait remplacé les inspirations d'une chimie rien moins que biologique. Dans sa clinique de l'Hôtel-Dieu, il s'écrie : « Or, je « vous le demande, est-il quelque chose de plus anormal à pre- « mière vue, de plus contraire aux théories chimiques, que de « donner à des individus dont le sang est dans un tel état de dis- « solution, que souvent il en résulte des hydropisies et des hémorrha- « gies passives, que de donner, dis-je, à des malades dont le sang « est si évidemment appauvri, des alcalins qui sont regardés comme « des dissolvants par excellence. Que ce soit le bicarbonate de soude « seul qui prédomine, comme dans les eaux de Vichy, que ce soit « le bicarbonate de chaux qui prédomine à son tour, comme dans les « eaux de Pougues, ce sont toujours les alcalins que nous voulons « administrer ; et les bons effets de ces eaux sont, je le répète, en « contradiction flagrante avec tout ce que les chimistes ont prétendu « établir, relativement à l'action de ces substances alcalines sur la « composition du sang. »

C'est qu'au début, Trousseau avait dû se laisser illusionner par des états sous la dépendance de lésions organiques dont l'évolution avait été hâtée par l'emploi intempestif et abusif des alcalins. Il rapportait sans doute un état cachectique, phase ultime où aboutissent les malades atteints de dégénérescences, à un traitement contre-indiqué, il est vrai, mais dont l'action nocive s'"était principalement exercée en activant le processus morbide.

Quant à l'autorité des anciens, que Trousseau invoquait avec tant de confiance, nous avons montré plus haut ce que valent, touchant la cachexie alcaline, leurs affirmations, qui toutes, sauf celles d'Huxham se rapportant à des faits précis, sont entachées d'erreur sur la substance même de la chose. Le tableau classique que le clinicien de l'Hôtel-Dieu citait en témoignage, n'était en somme que la narration des deux cas observés par Huxham.

Depuis Trousseau, la question relative à la vraisemblance d'un état cachectique produit par les alcalins, a toujours été à l'ordre du jour et a été l'objet d'affirmations très contradictoires. En l'absence d'observations rapportées, offrant matière à une discussion rigoureuse, faut-il nier que de nos jours, soit Trousseau, soit quelques autres, aient jamais observé de cas où l'abus des alcalins ait produit la cachexie? Il est des personnalités dont la moralité et la compétence ne laissent place à aucun doute; du reste leur légitime notoriété fait forcément passer dans leur cabinet toutes les curiosités pathologiques.

Mais le nombre même des cas qui s'imposeraient à notre croyance, serait assez restreint; et si cette cachexie est pour nous vraisemblable, si elle existe, elle implique l'usage, ou pour mieux dire, l'abus des alcalins à doses massives et très longtemps continuées. En fait, cette entité n'est entrée dans la nosologie médicale que par la perte de l'intoxication; et un maître éminent a pu dire avec une compétence et une autorité spéciales : « La cachexie alcaline n'est point une chimère, mais elle devient une rareté depuis que les alcalins sont administrés avec une juste modération (1). »

_____

(1) Cours de thérapeutique, 1872, de M. le professeur Gubler.

DISCUSSION

DE L'ACTION IMPUTÉE AUX ALCALINS SUR LE SANG.

ACTION FLUIDIFIANTE. — ACTION HYPOGLOBULISANTE.

Mais si, pratiquement, dans le cercle des doses thérapeutiques, même largement pratiquées (1), cette entité n'existe pas, au point de vue clinique, cette conclusion ne résout pas les préoccupations du médecin, et la question se pose sous une autre forme qui en fait en quelque sorte une réduction de l'original, et dont la solution intéresse la pratique d'une façon beaucoup plus générale.

Sans arriver à la cachexie, qui ne peut exister qu'en dehors de la voie thérapeutique, n'est-on pas exposé à rencontrer sur cette voie un état intermédiaire, une étape de la cachexie ; en d'autres termes, une anémie qui serait une expression de l'action pharmaco-dynamique des alcalins ? La clinique ne pouvait apporter ici des preuves aussi convaincantes et aussi irréfutables ; car si la cachexie confirmée se présente avec un appareil symptomatique impliquant une cause spéciale, l'anémie est une complication commune à une foule de maladies et particulièrement à celles qui réclament la médication alcaline.

---

(1) M. le professeur Charcot, qui traite le rhumatisme par des doses massives d'alcalins, n'a jamais constaté de tendance à la cachexie. (Garrod, *Notes.*)

Pour impliquer directement l'action des alcalins dans la pathogénie de cet état, on a d'abord invoqué leur action fluidifiante qui
paraissait suffisamment compromettante ; plus tard, les procédés
nouveaux de la science ayant permis d'examiner de plus près le
corps du délit, on les a accusés de produire l'aglobulie. Le débat se
circonscrivait, à vrai dire, autour de ce chef qui précisait la portée
de l'accusation et la faisait concorder avec les croyances qui ré-
gnaient relativement à la caractéristique des anémies.

L'action fluidifiante et l'action hypoglobulisante s'imposent *à
priori* et se déduisent de l'existence de la cachexie, au même titre
que les anciens avaient induit la cachexie de la propriété dissolvante
et fluidifiante. Mais pour sortir du cercle des hypothèses, l'existence
de ces propriétés repose-t-elle sur des faits probants ?

Action fluidifiante. — Pour démontrer cette action, on a invoqué
les expériences où les alcalins ont été mêlés directement au sang
extrait des vaisseaux. Mais ce sont là des expériences *in vitro* et
sans signification aucune. La valeur des conclusions qu'on a voulu
en tirer, est infirmée du reste par ce fait « qu'on obtient les mêmes
résultats avec des acides faibles. »

On a cité surtout les expériences de Magendie et de Cl. Bernard,
qui ont injecté directement les réactifs dans les veines d'animaux
vivants soumis à l'expérimentation. Dans toutes ces expériences, on
a constaté des altérations du sang, caractérisées par la difluence,
l'état noir, etc. ; on a conclu à une action fluidifiante.

Pour infirmer en quelques mots la légitimité de ces conclusions,
il suffira de signaler un point de vue qui fera ressortir la dissem-
blance des conditions essentielles, au milieu desquelles s'exerce
l'action des alcalins sur le sang, suivant qu'il y est parvenu par
absorption ou par introduction brusque.

L'injection dans le sang d'une solution alcaline suppose tout
d'abord l'action directe, sur une partie du fluide sanguin, du réactif
destiné à être disséminé dans la masse du sang. Il y a là une action
concentrée, pouvant agir sur les organites d'une façon foudroyante,
avant qu'ils aient pu réagir. Ceux qui s'occupent d'examens hémati-

métriques, savent combien les globules sont facilement impressionnés par la réaction du milieu dans lequel on dilue le sang, pour peu que celle-ci s'écarte de l'état neutre ; si bien qu'ils peuvent disparaître instantanément.

En outre, cette façon de poser les conditions de l'expérience, préjuge bien des questions en suspens. Elle suppose que les alcalins introduits dans le tube digestif sont absorbés en nature et arrivent tels quels par dialyse dans le sang, ce liquide qui résulte de réactions et de transformations multiples et qui n'accepte même pas dans son torrent les substances les plus simples qui s'y retrouveront plus tard sous la même formule chimique, sans qu'elles aient au préalable subi des actions de dédoublement et de recomposition qui semblent les initier à une vie organique. Enfin, elle ne tient compte que du fait même de la présence de ces agents dans le sang et néglige toutes les actions organiques éveillées sur leur passage.

A aucun titre, ces expériences ne peuvent nous éclairer sur le fait que nous recherchons ; et c'est à Liebig, dont l'autorité est si impartiale en cette matière, que nous emprunterons les termes d'une critique générale : « On a mis le sang, l'urine et d'autres parties de l'organisme sain et malade, en contact avec des alcalis, des acides, et toute espèce de réactifs chimiques ; et l'on est parti de ces réactions pour faire des inductions sur les phénomènes de l'économie. Quelquefois le hasard a ainsi conduit à une médication utile ; mais il est impossible qu'une pathologie rationnelle se fonde sur ces sortes de réactions ; car l'économie animale ne peut être considérée comme un laboratoire de chimie (1). »

Les expériences faites par Loffter, sur 5 étudiants bien portants, sembleraient établir le pouvoir fluidifiant du bicarbonate de soude sur le sang à certaines doses et dans certaines conditions.

« Les 5 étudiants absorbèrent pendant 10 jours du bicarbonate de soude, aux doses progressives de 1^{gr},77 à 8^{gr},85, et le sang examiné le deuxième jour de ce traitement, ressemblait à du jus de cerise ; les globules étaient plus pâles qu'à l'état normal ; la proportion d'eau

(1) Liebig, *Chimie organique.*

était augmentée, celle des matières solides diminuées. Le sang contenait moins de matières grasses, le caillot était moins dense (1). »

Cliniquement le pouvoir fluidifiant des alcalins reconnu par les anciens serait mis en lumière par les bons résultats qu'on en obtient dans certains cas pathologiques caractérisés par une tendance à la coagulation ou à l'hyperplastie. A cet ordre d'arguments vient s'ajouter comme impliquant une action fluidifiante, la régression de divers engorgements à la suite d'une médication alcaline.

Cette puissance thérapeutique a même fait supposer que l'action de ces réactifs devait être bien profonde et s'exercer d'un façon bien terrible sur des organites aussi délicats que ceux qui composent le sang, puisque portés par la circulation dans la profondeur des parenchymes, ils parviennent à dissoudre les exsudats en voie d'organisation. On s'est même demandé comment, en pareil cas, les cellules qui composent les organes pouvaient être épargnées. Mais on oublie que les cellules granulo-graisseuses en voie de formation bénéficient surtout de ce pouvoir fondant que les alcalins ont de commun avec plusieurs autres agents ; et que les hypertrophies vraies, c'est-à-dire les tissus à cellules normalement constituées, sont réfractaires à toute action de ce genre.

De plus, dans l'interprétation du phénomème, on néglige les actions vitales et on oublie du reste que dans les oxydations les éléments hydro-carburés naissants interviennent avec un minimum de résistance.

Mais n'est-ce pas faire une confusion très regrettable et que les moyens d'investigation que possèdent les modernes laissent sans excuse, qu'interpréter la fluidité plus grande du sang par l'hypoglobulie, en présentant ces deux états comme nécessairement et absolument corrélatifs? Au même titre on pourrait traduire la viscosité plus grande du sang et sa tendance aux coagulations par l'hyperglobulie. Or, la fluidité exagérée du sang et au contraire sa tendance à se coaguler s'observent dans des maladies caractérisées par là diminution des hématies et sont parfois et au même titre des expressions

---

(1) Cit, in *Traité do thérapeutique*, de Rabuteau.

cachectiques de ces affections. Dans le purpura et le scorbut le sang est manifestement dissous, comme disaient les anciens ; tandis que dans certaines phlébites symptomatiques, il se présente avec des apparences de viscosité qui ne traduisent rien moins que l'hyperglobulie. Le rhumatisme articulaire caractérisé par un état hyperplastique du sang, n'en est pas moins accompagné d'une anémie en quelque sorte typique. Et si les alcalins sont employés pour modifier les conditions qui donnent naissance à une plasticité anormale, est-ce en s'attaquant aux globules sanguins qu'ils réalisent la confiance que l'on a mise en eux ? On pourrait multiplier les exemples, et montrer les graves erreurs auxquelles pourrait entraîner ce point de vue exclusif.

Au reste, sans entrer dans la discussion des conditions physiologiques qui donnent naissance à cette action, on peut dire que la fibrine joue un rôle prédominant dans les phénomènes d'hyperplastie dans la production desquels, d'après M. le professeur Gubler, interviendrait la cohésion des globules entre eux.

Dès lors, est-il indispensable d'invoquer une action s'exerçant directement sur le nombre des hématies pour expliquer un retour vers une fluidité normale ? Si l'hypoglobulie accompagne fréquemment les altérations du sang caractérisées au début par une fluidité excessive, ce n'est pas une raison de traduire l'action fluidifiante par une diminution des globules. Car cette question incidente trouve ici sa place : si les alcalins exerçaient une action hypoglobulisante aussi considérable qu'on a bien voulu le dire, comment se fait-il qu'on les emploie aux doses les plus larges dans des états qui entraînent d'eux-mêmes à une anémie si persistante ?

Enfin quelques faits permettent de se demander si la formule, action fluidifiante, définit bien exactement la manière d'agir des alcalins sur la masse du sang. Ceux-ci sembleraient réaliser seulement des conditions entraînant, dans certaines circonstances, une action fluidifiante, tout comme le feraient des acides faibles, l'acide carbonique, par exemple; mais la fluidification ne représenterait pas leur manière de faire dont on pourrait tirer des résultats opposés. C'est ainsi que dans le purpura, etc., des préparations alcalines ont pu être employées avec le plus grand succès pour remédier aux accidents liés à la diffluence du sang. Trousseau (1) a insisté sur ces faits et fait ressortir combien ils étaient opposés aux théories chimiques.

Dans le scorbut, notamment, le sel de potasse ne représente-t-il pas, comme le professe depuis longtemps M. le Dr Gubler, le remède approprié à l'état du sang, en vertu d'une loi de relation (2) sur laquelle il a insisté et qui est la condamnation naturelle et vraisemblable de toute définition d'une action générique ?

Action hypoglobulisante. — Le Dr Climent (3) a entrepris sur lui-même des expériences dans le but de résoudre la question relative à l'action des alcalins sur la masse globulaire du sang.

Le tableau suivant représente les conditions et les résultats de son expérimentation.

1re *expérience.* — Substance ingérée : bicarbonate de soude.

8 jours de régime uniforme en ayant soin de déterminer le nombre des globules rouges et blancs par millimètre cube.	48$^{gr.}$ de bicarbonate de soude en 6 jours, à la dose de 2$^{gr.}$ dans 80$^{gr.}$ d'eau quatre fois par jour.
Nombre des globules rouges = 4,531,400 par millimètre cube.	6e jour. — Nombre des globules rouges = 3,280,400 par millimètre cube.

Différence : 4,531,400 — 3,280,400 = 1,251,000 globules rouges par millimètre cube.

L'expérimentation a mis huit jours pour réparer cet abaissement globulaire.

2e *expérience.* — Substance ingérée : carbonate de lithine.

---

(1) Trousseau, Clinique de l'Hôtel-Dieu.
(2) *Commentaires du Codex*, professeur Gubler.
(3) Climont, Thèse de Paris, 1874, n° 226.

10 jours après la dernière dose de bicarbonate de soude.

Nombre des globules rouges = 4,551,400 par millimètre cube.

6 gr. de carbonate de lithine en 4 jours. 2 jours à 1gr., 2 jours à 2gr., chaque dose dissoute dans 100gr. d'eau de seltz. 4ᵉ jour. — Nombre des globules rouges = 3,854,200 par millimètre cube.

Différence : 4,551,400 — 3,854,200 = 697,200 globules rouges par millimètre cube.

Cinq jours après la dernière dose, le sang avait rétabli sa proportion globulaire.

3ᵉ *expérience*. — Substance ingérée : benzoate de soude.

10 jours après le carbonate de lithine.

Nombre des globules rouges = 5,580,300 par millimètre cube.

8gr. de benzoate de soude en 4 jours, 2gr. par jour pris en 2 fois. 4ᵉ jour. — Nombre des globules rouges = 3,869,200 par millimètre cube.

Différence : 4,580,300 — 3,869,200 = 711,100 globules rouges par millimètre cube.

Cinq jours après, le chiffre représentant le nombre des globules rouges par millimètre cube était légèrement supérieur à celui du point de départ.

4ᵉ *expérience*. — Substance ingérée : benzoate de lithine ferrugineux.

5 jours après la dernière dose de benzoate de soude.

Nombre des globules rouges = 4,670,400 par millimètre cube.

48gr. pilules en 6 jours : — 8 par jour, en 4 fois. Cela est équivalent à : 4gr.,32 de lithine et à 0gr.,48 d'oxyde de fer en 6 jours à la dose de 0gr.,72 de lithine et 0gr.,08 d'oxyde de fer par jour en 4 fois. 6ᵉ jour. — Nombre de globules rouges = 3,886,400 par millimètre cube.

Différence : 4,670,400 — 3,886,400 = 764,000 globules rouges par millimètre cube.

Quatre jours après, la proportion globulaire était revenue à peu près au point de départ.

Dans chacune de ces expériences, l'abaissement numérique des globules rouges a constamment été le résultat de l'usage de la préparation alcaline soumise à l'étude.

Le benzoate de lithine ferrugineux dont l'action eût semblé devoir être la résultante des propriétés des divers composants, a amené une hypoglobulie peu différente comme intensité de celle qu'ont produite les autres agents alcalins, malgré la présence du fer dans sa composition.

Il est enfin curieux de comparer entre eux les différents états hypoglobulaires produits par chacune des préparations alcalines absorbées pendant un même nombre de jours et aux doses mentionnées déjà et qui sont proportionnelles entre elles d'après l'idée que nous nous faisons de l'activité de chacune de ces substances en tant qu'agent de la médication alcaline.

Si donc, dans le tableau dressé par le Dr Climent, nous recherchons l'état globulaire du sang dans chacune des expériences, à la fin du 4e jour qui représente la limite extrême de l'expérimentation avec le carbonate de lithine et le benzoate de soude, nous aurons, en effectuant les calculs, les résultats numériques suivants :

Diminution du nombre des globules rouges par millimètre cube le 4e jour de l'administration :

1° du bicarbonate de soude, 1,056,400.

2° du carbonate de lithine, 697,200.

3° du benzoate de soude 711,100.

4° du benzoate de lithine ferrugineux, 1,167,600.

Le benzoate de lithine ferrugineux et le bicarbonate de soude ont entraîné une hypoglobulie beaucoup plus considérable que des doses proportionnellement aussi considérables de carbonate de lithine et de benzoate de soude.

Il ressort enfin de ces expériences que le bicarbonate de soude, qui par son importance thérapeutique nous intéresse particulièrement, a exercé une action hypoglobulisante considérable à des doses qui n'ont rien d'exagéré.

En regard de ces expériences qui composent le contingent des preuves directes de l'action hypoglobulisante que l'on attribue aux alcalins, nous citerons une observation particulièrement intéressante que nous empruntons aux recherches que notre confrère le Dr Pupier (1) a entreprises pour étudier l'action des substances alcalines sur la composition du sang.

M. Z..., âgé de 47 ans, absorbe depuis 28 ans une dose quotidienne de 16 à 20 grammes de bicarbonate de soude à l'état anhydre, en 4 fois. Les seules interruptions de quelque durée du médicament correspondent à des périodes accidentelles de maladies aiguës : cinq semaines en 1861, pendant l'évolution d'un anthrax ; trois semaines en 1868 pendant une hépatite compliquée d'accès pernicieux ; vingt jours consacrés à une cure de Vichy.

Malgré un usage si constant de bicarbonate de soude, à doses aussi massives, M. Z... n'a rien qui révèle un état anémique et encore moins cachectique. Mais il était intéressant de ne pas s'arrêter aux apparences qui pouvaient être trompeuses et d'apprécier mathématiquement l'état globulaire du sang.

Le Dr Pupier, avec l'aide de MM. Toussaint et Léon Tripier, pratiqua au pouce une piqûre; et, s'étant servi du compte-globules Malassez, trouva 5,406,000 globules rouges par millimètre cube de sang.

Le chiffre normal des globules rouges du sang, déterminé au moyen de l'appareil et du procédé Malassez, correspond à environ 4,500,000 globules rouges par millimètre cube.

Dans le cas dont il s'agit, il y avait donc une hyperglobulie dépassant le chiffre normal d'un million environ de globules rouges par millimètre cube.

Ce résultat est en opposition formelle avec ceux que l'expérimentation a fournis au Dr Climent. Et, pour ne retenir parmi ses expé-

(1) *Action des eaux de Vichy sur la composition du sang.* —*Réfutation expérimentale de la prétendue anémie alcaline.* (Zénon Pupier, 1875.)

riences que celle où le bicarbonate de soude a été administré, n'est-il pas surprenant que six jours de cet alcalin à la dose quotidienne de 8 grammes, ce qui représente une dose totale de 48 grammes, aient pu produire une diminution de 1,251,000 globules rouges par millimètre cube de sang, alors que des doses quotidiennes de 16 à 20 grammes, pendant 28 ans, ont produit chez un autre sujet une augmentation de 900,000 globules rouges par millimètre cube de sang?

Est-il possible de déterminer les conditions qui ont entraîné des résultats si contradictoires?

Les conditions des fonctions digestives et, en dernière analyse, de la nutrition chez les deux sujets soumis à l'observation expérimentale, donnent la clef du problème.

Dans les expériences du Dr Climent, les alcalins ont déterminé chez le sujet soumis à l'expérimentation des troubles digestifs assez intenses, depuis la perte d'appétit et des sensations pénibles à l'épigastre, jusqu'à des régurgitations acides et même des vomissements.

Il y a eu des troubles de la nutrition qui ont retenti jusque sur l'hématose qui en est l'expression synthétique.

Dans le cas rapporté par le Dr Pupier, par suite de conditions idiosyncrasiques et pathologiques, le bicarbonate de soude agissait comme restaurateur des fonctions digestives, combattant directement la pyrosis, modérant la pituite, augmentant l'appétit; il activait enfin l'évolution nutritive.

Cette manière d'interpréter les faits n'est pas une désertion du terrain de la pharmaco-dynamie, en faveur d'un vitalisme imaginatif. Mais réduire l'action pharmaco-dynamique d'une substance qui agit d'une façon directe sur plusieurs fonctions, à un effet moléculaire consécutif à l'absorption, c'est ne voir qu'un des côtés de la question.

L'étude des propriétés des agents qui modifient le milieu sanguin est très complexe. Il faudrait suivre chacune des étapes que ces substances parcourent avant de se mêler au sang, rechercher chacun des phénomènes que leur présence éveille, au sein des tissus, dans chacune de ces étapes, étudier les transformations, les réactions qui s'y lient ; enfin s'ils viennent à passer dans les sécrétions et les excrétions, déterminer les conditions physiques, chimiques et fonctionnelles auxquelles donne lieu leur présence.

Cette étude est impraticable ; mais il est permis du moins de tenir compte des modifications qui s'exercent sur une fonction qui, comme celle de la digestion, intervient si directement dans les phénomènes d'hématose.

Et tout d'abord, ce médicament, cet alcalin, avant de pénétrer dans la circulation, par la porte de l'absorption intestinale, n'exerce-t-il pas des actions en quelque sorte topiques qui réagissent sur la fonction même ? On voit combien le problème se complique et combien d'incidents peut rencontrer sur sa route le génie de l'action du médicament, combien sa portée sera déviée, si bien que la propriété pharmaco-dynamique pourra être vaincue et prédominée par un concours d'influences agissant en sens inverse.

Or ces conditions qui peuvent agir d'une manière si souveraine sont de deux sortes : intrinsèques et extrinsèques.

L'idiosyncrasie et l'état pathologique représentent les conditions qui se rapportent à l'organisme même ; la nature du médicament, l'état sous lequel il est employé et qui est en corrélation avec la façon dont il agit, la dose enfin à laquelle on l'administre représentent tout autant de conditions qui interviennent directement dans le résultat final.

Prenons pour exemple un médicament dont la portée thérapeutique soit universellement admise, en laissant de côté la question si discutée de son mode d'action, le fer, que nous opposons à l'état aplastique du sang. Si nous pouvions le faire parvenir directement dans le sang, où sa seule présence assurerait le service de réparation globulaire, le difficile problème de la cure de certaines anémies serait peut-être résolu. Mais les incidents que provoque son action en quelque sorte topique, à la porte d'entrée de la voie d'absorption, viennent compliquer singulièrement le problème.

Si l'impression ressentie par l'estomac, dépasse la tolérance qu'il comporte, les fonctions digestives seront troublées. Si l'on persiste, les troubles s'accentueront, l'appétit diminuera, les matériaux mal

3

élaborés ne fourniront pas au sang des éléments suffisamment réparateurs ; l'assimilation défectueuse abaissera le degré proportionnel de rendement, et il est hors de doute qu'on parviendrait ainsi à créer un état cachectique qu'expliquerait, en dehors des vices corrélatifs des autres fonctions, la diminution des acquisitions réparatrices. Or, que faut-il pour déterminer cette non accoutumance de l'estomac si malheureusement et si fréquemment réalisée par une foule d'états pathologiques, qui réclameraient impérieusement des préparations ferrugineuses, si ce n'était les inconvénients inhérents à leur action sur l'estomac ? Il suffit, en dehors de toute susceptibilité anormale, que la préparation dont on use, par suite de sa nature, de son état solide, ou du titre de la solution qui la représente, mette en jeu la réaction obstinée de l'organe.

Au reste, il est vraisemblable que l'état des fonctions digestives dont la mise en jeu constitue les phases premières du travail nutritif, exerce une influence importante sur la constitution du blastème dont les matériaux sont fournis par l'élaboration de ces fonctions. En outre les organes qui sont les agents de cette élaboration éveillent d'une façon directe ou indirecte des sympathies fonctionnelles dans les organes auxquels est dévolu un rôle sanguificateur. Aussi la part qui revient à ce facteur dans la solution du problème diminue considérablement et altère même la valeur des résultats fournis par la numération des globules, en tant qu'ils ont la prétention d'exprimer une action pharmaco-dynamique.

Cette réserve est rigoureusement légitime et s'impose, lorsqu'il s'agit de doses thérapeutiques dont la limite est essentiellement variable suivant les individus et suivant les conditions. Il est positif que le même alcalin administré à la même dose, mais dans des conditions différentes, donnera des résultats hématiques différents.

Le titre de la solution, le moment de l'administration (à jeun ou après le repas), l'état des organes digestifs du sujet soumis à l'expérimentation sont autant de conditions qui, sous une humble apparence, interviennent d'une façon non douteuse dans le résultat.

S'ensuit-il qu'il n'y ait pas lieu de tenir compte des phénomènes de milieux, d'actions moléculaires consécutives au passage dans le sang des divers agents de nature alcaline? Ceux-ci, à vrai dire, représentent le génie du médicament, sa portée ultime, et si dans le cercle de doses thérapeutiques, cette action pharmaco-dynamique a pu être primée ou contrebalancée par des actions fonctionnelles éveillées par les alcalins, sur leur passage, elle acquiert une prédominance absolue lorsqu'il s'agit de doses extra-thérapeutiques et en quelque sorte toxiques. Aussi bien à ce moment les fonctions digestives dont la superactivité eût été sans doute impuissante à pallier l'action de masses s'accumulant sans cesse et viciant par leur présence les conditions du milieu sanguin, sont si profondément troublées qu'elles ne peuvent qu'ajouter au désastre.

Il est vrai que la possibilité d'une accumulation anormale d'alcalins, du moins de ceux qui sont des constituants normaux, a été niée ; de telle sorte que, quelque énormes que fussent les doses introduites dans l'organisme, il y aurait une limite physiologique à leur pénétration dans le milieu sanguin. S'autorisant de l'opinion de Liebig, M. Mialhe a invoqué la propriété inhérente à l'organisme, en vertu de laquelle celui-ci s'oppose à une concentration anormale de sel dans le sang et s'exonère par la porte des sécrétions. Il y a du vrai dans cette supposition ; et elle est plus particulièrement applicable à un médicament diurétique, qui comme tel élargit une des portes de sortie et active lui-même son élimination. Sans doute, l'impulsion des forces vitales permet à l'organisme de réagir contre les causes qui tentent de rompre l'équilibre des forces et de lutter contre l'établissement de conditions anormales. Mais les conditions de cette lutte sont complexes, et le résultat dépend de l'énergie et de la persistance de l'attaque et de la défense.

Or, il est difficile de ne pas admettre qu'il peut arriver un instant où sous la pression de masses excessives (telles que celles dont M. Mialhe (1) cite l'usage exempt de toute suite fâcheuse) la digue que forment les actions vitales sera rompue, et où l'organisme retombera sous la prépondérance des lois purement chimiques. S'il

---

(1) 100 à 120 grammes de bicarbonate de soude par jour, pendant trois ans. (*Bulletin de l'Académie de médecine*, séance du 9 octobre 1877.)

en était autrement, les alcalins seraient des agents privilégiés doués d'une immunité que, ainsi que l'a si bien dit M. le Pʳ Gubler, les travaux des physiologistes modernes ne permettent pas de reconnaître à l'oxygène même, l'agent vivifiant par excellence. En face de cette immunité absolue et de la multiplicité des cas pathologiques qui réclament l'intervention des alcalins, il y aurait une thérapeutique simple et qui mettrait à l'abri des inconvénients qui peuvent résulter de diagnostics erronés ou d'insuffisance de médication : ce serait un abus systématique et sans limite, sous les auspices de la nature éliminatrice.

Ce ne peut être là le fond de la pensée de M. le Dʳ Mialhe, à qui la médication alcaline est si redevable et qui l'a ennoblie en faisant un des premiers une application pratique des attributions oxydantes que Chevreul avait reconnues aux alcalins. Mais ses paroles sont dangereuses, et pourraient etre interprétées dans le sens d'une excitation à la débauche alcaline.

INDIVIDUALITÉ DES EAUX DE VICHY.

Les considérations qui expliquent la différence des résultats obtenus dans les diverses expérimentations où il ne s'est agi que du même agent alcalin, s'appliquent avec une bien plus grande autorité aux études ayant la prétention de déterminer l'action des alcalins en général sur la composition du sang, d'après les résultats fournis par un représentant quelconque de la médication alcaline. Car si la détermination de l'action qu'exerce sur la composition du sang un alcalin donné est une tâche difficile et sujette à erreur, prétendre assigner une action moléculaire univoque à une classe de médicaments, est une chose aussi peu rationnelle que serait l'idée d'instituer un traitement univoque de la fièvre typhoïde ou de la pneumonie, par exemple.

Cette prétention, si elle était admise, serait la réhabilitation d'une *thérapeutique à tiroirs* que condamnerait du reste le point de vue des actions chimiques, qui interviennent en dernière analyse et ne se réduisent pas à une banale neutralisation d'un acide par un alcali.

Or s'il est possible de faire abstraction de tous les phénomènes qui se lient aux étapes que parcourt l'agent alcalin avant de pénétrer dans la masse du sang, il faut du moins compter avec son individualité et les propriétés physico-chimiques qui la représentent une fois qu'il y est parvenu.

Au point de vue des actions maléculaires, peut-on espérer définir sous une même formule, les propriétés des alcalins qui sont des constituants normaux, et celles de ceux qui sont absolument étrangers à l'organisme ? N'est-il pas vraisemblable d'admettre qu'un léger excès des constituants normaux donnera lieu surtout à un déplacement des sels qui font partie de combinaisons déjà anciennes, par leurs similaires doués d'affinités en quelque sorte naissantes ? Cette rénovation, en utilisant les forces actives du contingent, réduirait à un minimum les modifications du milieu. Il ne saurait en être ainsi pour les alcalins étrangers à l'organisme ; et il est vraiment étrange que la propriété de colorer en bleu le papier de tournesol rougi par un acide les ait fait ranger dans l'arsenal thérapeutique à côté des substances qui représentent la minéralisation même de l'organisme.

Enfin parmi les constituants normaux, les actions moléculaires consécutives à l'absorption des sels de soude qui prédominent dans le sérum, seront-elles les mêmes que celles des sels de potasse qui prédominent dans les hématies mêmes et dont M. le Pr Gubler proclame l'importance, dans les conditions de l'hématose, à l'égal de celle du fer même ?

Et l'antagonisme qui existerait entre les sels de soude et ceux de potasse et qui, d'après ce maître éminent, ferait que les masses de soude du sérum tendraient à déplacer les composés potassiques du globule, ne permet-il pas d'affirmer qu'une solution composée d'un sel de soude et d'un sel de potasse en quantités respectives correspondant à leur situation dans le sang agira, moléculairement, d'une façon différente de celle d'une solution d'un seul de ces sels ? La théorie d'une propriété univoque et en quelque sorte fatale, dévolue à une classe, ferait supposer une action additionnellement hypoglobulisante ; tanuis qu'en réalité, loin de se superposer, l'action propre de chaque alcalin pourra influencer et corriger la manière d'agir de son congénère.

Ces considérations seront la justification du travail formellement disjonctif que nous avons entrepris, qui, faisant table rase de toute attribution générique, comme inapplicable à l'eau minérale alcaline de Vichy, recherche expérimentalement et cliniquement la manière d'agir propre à ce médicament, dont la composition extrèmement complexe contient parmi un nombre considérable de corps inorganiques, diverses substances alcalines en quantité prédominante.

DEUXIÈME PARTIE.

ÉTUDE EXPÉRIMENTALE

SUR L'ACTION QUE L'EAU DE VICHY EXERCE SUR LA PROPORTION GLOBULAIRE
DU SANG.

EAU DE VICHY.

Malgré la prédominance quantitative du bicarbonate de soude qui a servi à caractériser l'eau de Vichy, celle-ci n'est pas, comme on la considère banalement, une simple solution de soude. Au point de vue de la spécialité alcaline, elle mérite une considération particulière non seulement par la richesse, mais encore par la variété des principes basiques contenus dans sa minéralisation où se rencontrent tous ceux qui existent normalement dans le sang. D'après Bouquet, dont l'analyse est actuellement classique, ce serait à l'état de bicarbonate que ces substances se trouveraient dans l'eau de Vichy :

Le bicarbonate de soude dans la proportion de 5,103 (Célestins) à 4,016 (Mesdames) par litre.

Le bicarbonate de potasse dans la proportion de 0,527 (Lardy) à 0,189 (Mesdames) par litre.

Le bicarbonate de magnésie dans la proportion de 0,425 (Mesdames) à 0,200 (Hôpital) par litre.

Le bicarbonate de chaux dans la proportion de 0,710 (Lardy) à 0,434 (Grande-Grille) par litre.

Le bicarbonate de strontiane dans la proportion de 0,005 (Hôpital, Célestins, Lardy) à 0,003 (Grande-Grille, Mesdames) (1).

La base de ce dernier sel n'est pas un constituant normal.

La soude qui se trouve en excès dans le plasma, la potasse qui

(1) Nous laissons de côté la source d'Hauterive dont on n'use pas à Vichy, pendant la cure thermale.

prédomine dans le globule, la chaux et la magnésie qui se rencontrent à dose très appréciable dans le globule et à l'état de traces dans le plasma (1) existent dans la minéralisation de Vichy, en quantité considérable relativement à la proportion que chacune de ces substances fournit à la composition du sang. L'importance que l'on doit attribuer à la présence de chacun de ces éléments dans la minéralisation de l'eau de Vichy, ne doit pas être appréciée par le poids des masses ; mais elle doit être déduite aussi de la valeur du quotient proportionnel, en prenant pour point de départ leur quantité respective dans le sang.

Mais en outre de ces substances qui représentent la spécialité alcaline dans des conditions qui justifient le rôle prédominant qu'on leur a toujours attribué, il existe dans la minéralisation de Vichy des agents éminemment actifs, capables de produire des actions appréciables aux doses contenues dans la ration journalière de Vichy. M. de Gouvenain, à qui est due la dernière analyse, est arrivé aux conclusions suivantes :

L'iode est en petite quantité.

Le brome, dans la proportion de 8 dixièmes de milligramme par litre.

Le fluor, près de 8 milligrammes par litre.

L'arsenic (à l'état d'arseniate) en quantité notable à la Grande-Grille (0,002) et surtout au puits Lardy, 0,003 (Bouquet).

Le bore, le phosphore, l'acide azotique existent d'une façon non douteuse.

La lithine y a été découverte par l'analyse spectrale.

Le cœsium, le rubidium, le strontium, le cuivre, le plomb, le zinc, le cobalt y ont été trouvés aussi.

A cette liste d'éléments constitutifs déjà connus, des travaux ultérieurs en ajouteront peut-être d'autres dont la connaissance jettera sans doute un jour nouveau sur l'interprétation des phénomènes qui se rattachent à la médication thermale de Vichy. Mais actuellement on ne peut refuser d'admettre le caractère d'individualité

1) Paquelin et Jolly.

propre et en quelque sorte irréductible que donne à l'eau de Vichy cette complexité où doivent certainement jouer un rôle des agents dont l'activité est appréciable à des doses minimes et qui dans l'eau jaillissant de la source jouissent d'un dynamisme tout particulier qu'ils empruntent aux conditions d'état naissant et sans doute aussi à l'état électrique de la source. Cette individualité s'affirme chaque jour par des actions spéciales ; à ce sujet la clinique a prononcé depuis longtemps, et il n'y a pas lieu d'opposer à l'autorité de ses enseignements les prétentions de l'analyse, qui procédant par réduction, synthétise au moyen d'hypothèses.

CONSIDÉRATIONS

SUR LES CARACTÈRES HÉMATOLOGIQUES DE L'ANÉMIE.

L'abaissement du chiffre des globules rouges du sang, qu'il soit primitif, ou qu'il soit consécutif à d'autres altérations intéressant les autres éléments constitutifs du sang, était considéré naguère comme la caractéristique des anémies dans la plus grande partie des cas.

Les travaux d'hématologie moderne ont modifié cette formule trop absolue.

Les recherches du Dr Hayem (1), qui a particulièrement étudié l'anémie, ont montré qu'en outre de la diminution du globules rouges, il existe des altérations qui intéressent les hématies mêmes dans leur forme, leur volume et leur composition. C'est ainsi que d'après ce savant histologiste, on peut rencontrer, en outre, des variations dans la forme (forme crénelée, muriforme, en bâtonnet), observées dans certaines maladies (2), des globules géants irréguliers que M. le professeur Gubler (3) a déjà signalés depuis longtemps, et des globules plus petits qu'à l'état normal dont la présence avait été reconnue dans différentes maladies (4) et qui avaient été décrits sous le nom de microcytes.

(1) *Académie des sciences*, 1876 et 1877.
(2) Coze et Feltz, *Maladies infectieuses*, 1872.
(3) Observation rapportée par un de ses élèves, aujourd'hui médecin distingué des hôpitaux de Paris, M. le Dr Féréol.
(4) Charcot. — Vulpian. — Erb. — Virchow. — Hayem. — Manassein. — Vaulair et Massius.

A ces lésions dans la forme et le volume des globules s'ajoute, ainsi que l'ont établi les travaux de MM. Hope-Seyler, Malassez et Hayem, etc., une altération que ce dernier observateur considère comme la plus importante : la diminution du pouvoir colorant du sang résultant de la diminution de la charge d'hémoglobine que possède normalement le globule.

A vrai dire, les variations de forme et la mégalisation qui constituent de véritables monstruosités hématiques, et la perte de la charge d'hémoglobine auraient seules une signification au point de vue des altérations intéressant le globule même, si comme le pense le Dᵣ Hayem, la microsamatie correspond à une phase d'évolution du globule naissant, contrairement à l'opinion de MM. Vanlair et Massius qui la considèrent comme représentant une phase de destruction des globules rouges. Dans le premier cas elle ne saurait être considérée comme une altération que par rapport au sang où ces organites embryonnaires ne peuvent remplir le rôle dévolu aux globules normaux. Mais il est possible que la microsamatie, quoiqu'elle représente surtout une phase de l'évolution globulaire, corresponde aussi, mais dans une proportion extrêmement minime, à une phase physiologique ou pathologique de régression ou de destruction globulaire. Ce qui semblerait le prouver, c'est que les microcytes apparaissent sous deux aspects, les uns très rares, à contour déchiqueté, présentant des caractères de caducité ; tandis que le plus grand nombre, à contour délimité et bien net, possèdent tous les caractères de la jeunesse. Ils répondent bien à l'idée qu'éveille l'expression de *globules rouges ébauchés ou plus ou moins avancés dans leur évolution* qui a servi à M. le professeur Gubler à caractériser des organites semblables dont l'existence normale, signalée par lui dans la lymphe, peut être considérée comme le point de départ de la doctrine du rôle sanguinificateur du système lymphatique (1). M. Hayem a proposé de donner aux microcytes en général le nom d'hématoblastes qui exprime en langage histologique le rôle immédiat qu'il leur attribue (2).

(1) MM. Gubler et Quevenne. (*Soc. de biologie*, 1854.)
(2) M. le professeur Vulpian croit que les cellules nucléées qui se transforment peu

Prenant pour point de départ l'altérabilité du globule, ce savant observateur a émis une théorie d'après laquelle, dans l'anémie, l'abaissement du chiffre des globules n'aurait rien de constant et n'aurait surtout rien de caractéristique. Pour lui « l'affaiblissement de la couleur ou du pouvoir colorant du sang et le défaut de concordance entre le pouvoir colorant et le nombre d'éléments colorés, sont les deux seuls caractères essentiels et fondamentaux de l'anémie. »

Cette manière de voir est basée sur ce que dans les anémies de moyenne intensité, le nombre des globules rouges serait quelquefois peu différent du chiffre normal et pourrait même lui être supérieur ; et sur ce que les anémies en voie de guérison, après avoir éprouvé au début une augmentation globulaire, verraient ce chiffre diminuer au moment où elles se rapprochent de la guérison, c'est-à-dire au moment où le pouvoir colorant est voisin de l'état normal.

Il y a lieu tout d'abord d'adresser une critique décisive à la définition de la caractéristique des anémies formulée par l'auteur. Les caractères tirés de l'étude des anémies moyennes prises comme type sont en contradiction absolue avec ceux que présentent, d'après le Dʳ Hayem, les anémies prononcées qui, à plus juste titre, doivent fournir les éléments de la détermination des caractères essentiels et fondamentaux de l'anémie. Or, dans ces cas plus intenses, il a trouvé une diminution notable du nombre de globules qui peut s'abaisser jusqu'à 1,182,750 (anémie paludéenne) et 1,000,000 (purpura hemorrhagica).

En outre, dans ces états remarquables par le degré de l'hypoglobulie, le défaut de concordance entre le nombre des globules et le pouvoir colorant, est moins marqué que dans les cas d'intensité moyenne. Il faudrait donc admettre, ce qui serait peu logique, pour les anémies moyennes une caractéristique qui serait le contraire de celle des anémies prononcées, de celles, en un mot, qui sont le type, et dans lesquelles la diminution si considérable des

à peu en globules rouges, proviennent des globules blancs ou leucocytes. (*Académie des sciences*, 1877.) M. Hayem pense que les globules rouges et les globules blancs n'ont entre eux aucune espèce de parenté.

globules est le fait saillant, le caractère essentiel de l'état du sang.

L'interprétation de l'état de la crase sanguine, d'après le pouvoir colorant du sang et le défaut de concordance entre ce « pouvoir et le nombre des éléments colorés », exposerait à des confusions cliniques singulières. Un échantillon de sang qui, par exemple, posséderait 3,000,000 de globules rouges, dont le pouvoir colorant équivaudrait à celui de 2,500,000 globules normaux, dénoterait une anémie moins grave que celle qui aurait pour expression numérique 4,000,000 de globules avec une équivalence, en coloration, à 3,000,000 de globules normaux. Or, cela est inadmissible.

Si dans l'anémie, le pouvoir colorant d'un nombre donné de globules rouges est au-dessous de la valeur normale, cette inégalité peut tenir à ce que parmi ceux-ci, il en est qui n'ayant pas parachevé leur évolution, et se trouvant dans des conditions inférieures comme poids et comme volume, ne possèdent pas le coefficient normal de pouvoir colorant. C'est un contingent de recrues qui ne demandent qu'à se développer et qui, comme telles, représentent bien une valeur insuffisante, mais sans que leur incapacité puisse entraîner une infériorité chez leurs congénères normaux. Or, le point de vue qui, en dernière analyse, consiste à ne rechercher que la valeur du pouvoir colorant de chaque globule, représentée par une moyenne, se méprend sur la portée de l'acte de réparation qu'il peut même méconnaître.

En effet, M. Hayem, dans un mémoire qui constitue la série de ses intéressantes recherches, reconnaît que ces poussées de globules rouges « caractérisent un sang en voie d'évolution, de réparation. » Or, à cette phase d'évolution, correspondra *un défaut de concordance entre le pouvoir colorant et le nombre d'éléments colorés*, d'autant plus marqué que la fécondité en hématoblastes aura été plus active. Et n'est-il pas probable que la fécondité en hématoblastes est proportionnelle à la vitalité des globules préexistants, et que, dans le sang, la nutrition propre des individus qui le composent est assurée avant que, à ses dépens, s'exerce une genèse globulaire sans frein.

Ce qu'il faut constater, c'est que les travaux d'hématologie modernes ont apporté un élément nouveau dans l'étude anatomo-pathologique de l'anémie. La diminution de charge d'hémoglobine constitue pour le globule une insuffisance fonctionnelle. A cette insuffisance, quand elle est généralisée sur un nombre important de globules, correspond une altération de la constitution, de la couleur et des propriétés du sang.

L'altération du sang se révèle d'une façon apparente par une décoloration qui avait frappé de tout temps les observateurs, et que naguère encore on attribuait exclusivement à la raréfaction des éléments colorés. Les études contemporaines, notamment celles de MM. Malassez et Hayem, ont montré que l'élément coloré pouvait lui-même présenter une insuffisance de coloration, soit par suite d'une évolution lente et incomplète, soit par suite de troubles trophiques qui amenaient une diminution d'hémoglobine et pouvaient en même temps produire des anomalies de forme et de volume. Ce signalement représente l'anatomo-pathologie des lésions qui concernent l'individu dont l'existence, dans le sang, caractérise ce milieu, l'hématie même.

Mais quelque considération que mérite cet élément nouveau introduit dans la question, faut-il lui faire jouer un rôle prédominant et partager la fortune des autres lésions qui après avoir joui d'une importance prépondérante, ont été reléguées au second plan? C'est là l'histoire des altérations qui correspondent : à la diminution de consistance du sang, à l'augmentation de la proportion des globules blancs, à la diminution du nombre des globules rouges. Qui sait si demain les déformations et les variations de volume des globules n'occuperont pas un instant la place qu'usurperait aujourd'hui la lésion qui bénéficie de l'actualité ?

Sans doute, des travaux ultérieurs, après avoir rattaché les anémies à leurs causes pathogéniques, mettront en regard de chaque variété, la lésion qui, par son importance prédominante et par le lien de cause à effet, caractérise le trouble trophique. Déjà le défaut de consistance du sang, et l'augmentation considérable des globules blancs caractérisent des états dyscrasiques qui ont une physionomie spéciale et distincte, à côté de l'anémie. L'anémie simple (dite essentielle), c'est-à-dire exempte de toute dépendance, soit primitive, soit consécutive avec des troubles fonctionnels graves ou avec des lésions graves des solides, réclame, comme forme clinique à part, une distinction formelle d'avec les anémies dont l'évolution est fatalement progressive.

C'est de cette anémie simple dont nous entendons parler, la seule dont l'imminence puisse être vraisemblable sous l'influence de la cause expérimentale qui nous occupe, et c'est de celle-là que nous discutons les caractères.

D'après nous, on peut les apprécier ainsi :

Diminution appréciable du pouvoir colorant du sang, dépendant de l'insuffisance de charge des globules qui ont évolué et surtout de la présence dans le contingent d'hématies naissantes.

Les variations de forme et de volume sont peu marquées d'une façon générale.

Il existe une hypoglobulie notable. Ajoutons comme caractère clinique distinctif : que sous l'influence d'un traitement qui relève l'état général, on observe parallèlement des poussées franches de globules qui élèvent d'une façon très appréciable le niveau globulaire.

A cette vitalité latente correspond l'intégrité des actes organiques, particulièrement de ceux qui représentent la vie interstitielle.

En regard de ces caractères d'un état en quelque sorte bénin, mettons ceux d'une anémie liée à une lésion organique qui évoluait, dont l'observation nous a frappé.

Le sang présentait une coloration remarquable par sa richesse, eu égard au nombre des globules, qui était notablement diminué.

Les globules étaient altérés dans leur forme et dans leur volume ; leur contour n'était pas net. Il y avait stagnation du niveau globulaire, même avec une apparence d'amélioration de l'état général; il y avait, en un mot, un arrêt dans la rénovation et la réparation du sang frappé d'une déchéance irrémédiable et d'infécondité.

Complétons le tableau d'opposition en mentionnant la décoloration si frappante jointe à une extrême hypoglobulie que l'on observe dans les anémies de ce genre, parvenues au bout de leur évolution.

M. Hayem a donc eu raison quand il a fait des poussées d'hématoblastes la caractéristique d'un sang *en voie d'évolution, de réparation*. Donc, augmenter le nombre des globules rouges et l'élever au chiffre normal, c'est faire rétrocéder la maladie et l'amener à une phase qui n'exige plus que la *pourvoyance* au développement des existences nouvelles.

La détermination de l'existence ou de l'absence de cette caractéristique, dans les cas qui composent notre étude de clinique expérimentale, était notre but essentiel. Elle répondait péremptoirement à la question telle que l'ont posée les circonstances scientifiques et les controverses, telle que la laisse exister subsidiairement la ruine de la cachexie imputable au traitement hydro-minéral de Vichy.

L'échelle de la proportion globulaire nous a permis de rechercher et de constater l'existence ou l'absence du fait matériel qui a une signification si grande au point de vue de la direction du processus hémo-trophique. Nous eussions été heureux de pouvoir mettre en regard de chacun des tracés hématimétriques un tracé hémochromométrique correspondant; il eût été intéressant de connaître comment se seraient comportés entre eux ces deux graphiques. Cela nous eût permis en outre d'apprécier plus exactement, de mesurer même les variations hémo-trophiques, quoique les données fournies par les procédés de chromométrie soient sujettes aux variations que comporte l'idiosyncrasie visuelle...

Mais au moment où nous recueillions les éléments expérimentaux de notre travail, les procédés pratiques de dosage de l'hémoglobine, et parmi ceux-ci, celui de M. Hayem, qui occupe le premier rang, n'étaient pas dans le domaine public.

PROCÉDÉ EXPÉRIMENTAL (DE M. HAYEM).

Pour nous rendre compte de l'action que l'eau de Vichy exerce sur la composition du sang, nous avons examiné le sang d'un certain nombre de malades qui nous étaient adressés au commencement et à la fin de la cure de Vichy.

Le procédé dont nous nous sommes servi est celui du Dr Hayem. Voici en quoi il consiste :

Le nombre de globules rouges contenus dans une goutte de sang est tellement considérable, qu'on ne peut, même avec l'aide du microscope le plus puissant, en faire la numération.

Pour parvenir à déterminer le nombre de globules que renferme une quantité donnée de sang, on est obligé d'employer un moyen détourné. On fait une solution titrée de sang, au moyen du mélange d'une quantité connue du fluide sanguin avec une quantité connue d'un véhicule à peu près inoffensif pour le globule, jouissant de la même densité que le sérum naturel et auquel le rôle qu'on lui destine a fait donner le nom de sérum artificiel. La sérosité de l'ascite ou de l'hydro-pneumothorax a été signalée comme préférable par l'auteur du procédé que nous analysons.

Ne pouvant disposer d'une sérosité naturelle, nous avions fait préparer divers sérums artificiels (celui de Schultze, etc.) ; mais nous avons dû renoncer à nous servir de ces solutions préparées par des chimistes pour qui cette opération était nouvelle.

L'une dissolvait instantanément les globules, l'autre en dissolvait une partie, au point d'altérer les résultats. Nous sommes même disposé à croire que le meilleur sérum artificiel n'est pas exempt de cet inconvénient, pour peu que l'on retarde l'examen microscopique. Il est prudent en ce cas d'agir avec activité.

Le sérum artificiel dont nous nous sommes servi provient du laboratoire de la Charité.

Nous avons pris 500 millimètres cubes de sérum et 2 millimètres cubes de sang s'échappant d'une piqûre pratiquée à la pulpe d'un des doigts de la main et aspiré au moyen d'une pipette graduée et calibrée. Le mélange était donc au 251 millièmes. Nous l'avons agité soigneusement, et nous en avons pris une goutte que nous avons posée au centre d'une cellule, dont la hauteur est mathématiquement fixée à 1/5 de millimètre. Nous avons placé dessus une lamelle de verre parfaitement plane, en ayant soin de la poser directement sur la goutte. La nappe liquide représentait donc une épaisseur de 1/5 de millimètre.

« L'oculaire du microscope est muni d'une glace sur laquelle est
« gravé un carré, et le tube rentrant du microscope est enfoncé
« dans sa monture jusqu'à un trait calculé de façon que le côté du
« carré ait, avec l'objectif, une valeur d'un cinquième de millimètre,
« soit la hauteur de la cellule. On a ainsi sous les yeux la projec-
« tion d'un cube d'un cinquième de millimètre de côté (Hayem). »

Les globules, une fois tombés au fond de la cellule, nous avons compté ceux qui étaient compris dans le carré d'un cinquième de millimètre de côté, et subdivisé en 16 petits carrés, pour la commodité de la numération.

Cette numération donne le nombre des globules contenunus dans cube d'un cinquième de millimètre de côté. « Il suffira de multi-
« plier ce chiffre par 125 pour savoir ce que renferme un millimètre
« cube du mélange, et pour connaître la valeur d'un millimètre cube
« de sang, de multiplier le dernier chiffre trouvé par le titre de ce
« mélange (Hayem). »

Le calcul se posait donc ainsi, en représentant par x la moyenne de plusieurs numérations portant sur les globules renfermés dans e carré d'un millimètre de côté :

$x \times 125 \times 251$, titre de la solution = le nombre de globules contenus dans un millimètre cube de sang.

Conditions expérimentales.

Sérieusement préoccupé d'édifier notre conviction sur des résultats pleins d'autorité et de signification, nous n'avons opéré que sur des malades anémiques, et en présentant tous les caractères au début de leur cure. Sur ceux-là seuls se concentrait tout l'intérêt de la question clinique, telle qu'elle se posait.

Les résultats de l'expérimentation devenaient ainsi décisifs et exempts de toute réserve. En effet, si l'usage de l'eau de Vichy ne déterminait pas un état hypoglobulique chez des malades dont le sang était déjà altéré, pouvait-elle faire courir un danger d'anémie à ceux dont le sang était dans des conditions normales ou à peu près ?

Dans la pratique, nous nous sommes entouré de toutes les garanties de sincérité, écartant tout ce qui pouvait altérer la valeur des résultats.

En effet l'état globulaire du sang peut être rapidement modifié dans une foule de circonstances. Kelsch a démontré que le nombre des globules rouges diminue très notablement après un accès fébrile. La concentration globulaire peut diminuer par suite de l'augmentation de la proportion d'eau contenue dans le sang, comme cela arrive au moment où se déclare un accès de fièvre (Bartels, Leyden).

Au contraire les déperditions hydrémiques exagérées augmentent la concentration globulaire.

D'après M. le Dr Brouardel (1), une purgation augmente en quelques heures, dans une proportion notable, le chiffre des globules rouges.

Cette augmentation qui du reste est virtuelle, peut élever d'un million par millimètre cube le nombre des globules, mais en général elle n'est guère supérieure à 200,000. Le sang est revenu à son état antérieur 24 heures après.

Les sudations, la fatigue peuvent enfin modifier le rapport numérique des globules.

Observation I.

M. de X..., 30 ans.

Arrivée à Vichy le 29 juillet.

30 *juillet.* — Examen. — Dyspepsie flatulente datant d'environ un an.

(1) *Gazette hebdomadaire* n° 19, 1875, Leç. cliniques.

Digestions longues, pénibles, accompagnées de renvois nidoreux. Appétit diminué. Les aliments gras et féculents mal tolérés. Amaigrissement.

Pas de maladies antérieures.

Antécédents de famille : Tuberculose.

A l'auscultation, on ne perçoit aucun bruit morbide dans les poumons. Un bruit de souffle doux dans la carotide. Cœur sain.

La palpation ne révèle point de sensibilité vive dans aucun point de l'abdomen. Le lobe droit du foie est normal; le lobe gauche est très légèrement augmenté.

PRESCRIPTION. — Bain tous les deux jours.

A l'intérieur, le matin : Hôpital......... 180^{gr} en deux fois.

— le soir : Lardy.......... 180^{gr} —

2 août. — Le puits Lardy passe mieux que l'Hôpital. Les digestions sont déjà meilleures, comme cela s'observe assez généralement dans ce genre de dyspepsie, dès les premières doses d'eau de Vichy, alors que la dyspepsie est exempte de complications de névrose.

Examen hématimétrique........ Sérum artificiel... 500^{mmc}.

Sang............... 2^{mmc}.

Moyenne de quatre numérations.................. 149

D'où $x = 149 \times 125 \times 251 = 4674875$.

PRESCRIPTION.—Matin et soir : Lardy, 240 grammes. Continuer les bains et les douches.

8 août. — Les digestions se font très régulièrement. L'appétit est très bon. Les forces ont augmenté. L'état général est excellent. Le sommeil est calme. Le malade se sent tout à fait bien.

PRESCRIPTION. — Augmenter la dose de Lardy de 120 grammes matin et soir. Un bain tous les jours avec repos d'un jour de temps en temps.

15 août. — Continuation de l'amélioration. Le malade a engraissé d'une façon très apparente.

Même prescription. Redescendre à 240 grammes d'eau minérale matin et soir, deux ou trois jours avant le départ.

20 août. — Examen hématimétrique. — Conditions de l'expérience : aucune cause de déperdition hydrémique anormale ne nous a paru être en jeu chez M. de X...

Sérum artificiel..................... 500^{mmc}.

Sang.............................. 2^{mmc}.

Moyenne de cinq numérations........ 199

D'où $x = 199 \times 125 \times 251 = 6243625$ (1).

L'examen du 2 août révélait 4,684,875 globules rouges. Celui du 20 août en révèle 6,143,625.

Augmentation globulaire :

$$6243625 - 4674875 = 1568750 \text{ globules rouges.}$$

M. de X... quitte Vichy le 21 août, enchanté de sa cure. L'amélioration s'était maintenue cinq mois après, d'après les renseignements qui nous sont parvenus.

OBSERVATION II.

Madame X..., 40 ans.

Arrivée à Vichy le 16 *juillet.*

16 *juillet.* — EXAMEN. — Coliques hépatiques. Gravelle urique. Dyspepsie habituelle, datant de plusieurs années. Anémie.

Gastralgie deux heures après avoir mangé. Douleur irradiant dans le côté droit et l'épaule droite avec coliques. Digestions extrêmement laborieuses. Perte d'appétit. Constipation habituelle, intense.

Figure tirée, terne. Amaigrissement notable. Teinte subictérique des conjonctives.

Douleurs lombaires très fréquentes.

Les régions hépatique et épigastrique sont très sensibles à la pression. Le lobe droit du foie a augmenté de volume.

Souffle carotidien. Cœur sain.

La malade pèse 54 kilogrammes.

PRESCRIPTION.— Un bain tous les deux jours, avec repos de temps en temp s

A l'intérieur, le matin : Hôpital......... 180^{gr} en deux fois.
—   le soir :   Grande-Grille... 180^{gr}   —

18 *juillet.* — Les douleurs sont plus vives. La malade n'a pu prendre que des bouillons depuis son arrivée. L'eau minérale est bien supportée, mais les douleurs lombaires et hépatiques ont revêtu une acuité très grande.

Madame X... est alitée, et désespérant de trouver du soulagement à Vichy, ne songe qu'à regagner son chez elle au premier répit.

État nerveux. Insomnie.

Examen hématimétrique :

Sérum artificiel............................ 500^{mmc}.
Sang...................................... 2^{mmc}.
Moyenne de cinq numérations.............. 103

D'où $x = 103 \times 125 \times 251 = 3231625$ globules rouges.

Le sang paraît avoir une bonne coloration.

PRESCRIPTION.— Matin et soir Grande-Grille; commencer par 240 grammes en deux fois et élever la dose à 480 grammes.

20 juillet. — Un peu de détente. La malade a un peu mangé. Les digestions sont toujours pénibles. Constipation.

PRESCRIPTION.—Douche thermale à percussion tous les jours. Douches ascendantes. Continuer la prescription précédente pour l'eau à l'intérieur.

26 juillet. — Depuis quatre jours, il n'y a plus de douleur ni dans l'abdomen, ni à l'épaule. L'appétit devient bon. Les digestions sont bonnes.

Il y a eu hier quelques aigreurs après avoir pris l'eau.

PRESCRIPTION. — Continuer le traitement externe.

Eau à l'intérieur le matin et le soir, Grande-Grille, 620 grammes.

30 juillet. — Appétit très vif. Digestions excellentes. État général très bon. Teint éclairci. Joues plus pleines.

PRESCRIPTION.— Le matin : Grande-Grille.............. 620 grammes.

Le soir : Grande-Grille.............. 240 —

— Célestins.................. 480 —

6 août. — Amélioration soutenue. Embonpoint relatif. Toujours appétit très vif. Urines abondantes et devenues claires. Plus de douleur à l'hypochondre et aux reins.

Madame X... pèse 58 kilogrammes. Elle a donc gagné 4 kilogrammes en une vingtaine de jours.

Examen hématimétrique :

Sérum artificiel............................ 500^{mmc}.

Sang...................................... 2^{mmc}.

Moyenne de six numérations................ 151

D'où $x = 151 \times 125 \times 251 = 4737625$ globules rouges.

L'examen du 18 juillet révèle..... 3231625 globules rouges.

Celui du 6 août.................. 4737625 —

Augmentation de globules :

$$4737625 - 3231625 = 1506000 \text{ globules rouges.}$$

Le sang ne paraît pas avoir perdu de sa coloration.

Observation III.

Madame X..., 66 ans.

Arrivée à Vichy, le 9 août 1877.

Madame X... est envoyée à Vichy avec cette mention : *Diabète très prononcé.* Ses urines ont été examinées par un pharmacien qui y a trouvé du sucre en assez grande quantité. Cet examen chimique date de quelques semaines.

Au dire de la malade, le début de son état ne semblerait pas remonter au delà de trois mois. Depuis cette époque, il y a un amaigrissement notable, une soif très vive avec sécheresse de la bouche, et peu d'appétit. Digestions très laborieuses et fort pénibles. Polyurie. Troubles de la vision. Douleurs rhumatismales.

Teint profondément anémique.

La palpation et l'auscultation ne révèlent aucune lésion d'organes.

Le cœur est le siège d'un bruit de tintement métallique.

Examen des urines. — Pas de traces de sucre. Quelques globules de pus. Phosphates en excès; de tout petits cristaux d'acide urique déposés en très grande quantité contre les parois du flacon, avant l'examen chimique.

10 *août.* — Examen hématimétrique :

Sérum artificiel...................... 500^{mmc}
Sang......... .... 2^{mmc}
Moyenne des six numérations 121

D'où $x = 121 \times 125 \times 251 = 3796375$ globules rouges.

Prescription. — Eau du puits Lardy, 180 grammes matin et soir, en deux fois.

15 *août.* — L'appétit est meilleur. La digestion se fait mieux. La soif est moins vive. Toujours des phosphates en excès dans les urines. Ni sucre ni albumine.

Prescription. — Eau de Lardy, 240 grammes matin et soir. Douche froide tous les jours.

21 *août.* — Amélioration persistante des fonctions digestives. Soif moins vive. La quantité des urines ne semble pas atteindre celle des liquides ingérés. La douche est bien supportée.

Prescription. — Eau de Lardy, 340 grammes matin et soir.

26 *août.* — Les urines sont plus claires ; elles ne représentent pas la quantité des liquides ingérés. Les fonctions de la peau se font mieux.

PRESCRIPTION. — Eau de Lardy, 240 grammes matin et soir.

Revenir à 180 grammes deux jours avant le départ.

31 *août.* — Les forces ont sensiblement augmenté. L'état nerveux de la malade s'est notablement amendé. Madame X... croit que la vue des objets est plus nette, ce qui prouverait que les désordres étaient purement nerveux. Appétit satisfaisant.

L'analyse des urines faite par nous ne révèle ni albumine, ni trace de sucre.

Voulant exercer un contrôle sur les réactions auxquelles nous nous étions livré, nous priâmes la malade de faire analyser ses urines par un pharmacien et de nous apporter l'analyse. Nous en extrayons ce qui suit :

Densité 1,005 à 15 degrés. Réaction légèrement acide.

L'urée dosée par le procédé d'Esbach donne un résultat de 11,7 par litre.

Elle n'exerce aucune action réductive sur la liqueur cupro-potassique. La réaction avec la potasse ne révèle non plus aucune trace de sucre.

Tout le sédiment urinaire est formé exclusivement de phosphates. Mucus abondant.

Le temps que prit au début un échange de correspondance entre le médecin habituel et nous, nous empêcha de doser les phosphates à l'arrivée. Ce fait enlevait toute importance à un dosage au départ. Nous avons vivement regretté ce contretemps.

Examen hématimétrique. — Conditions de l'expérience : pas de diarrhée. Pas de transpirations anormales. Diurèse diminuée.

Sérum artificiel...................... 500^{mmc}

Sang............................... 2^{mmc}

Moyenne de six numérations........... 141

D'où $x = 141 \times 125 \times 251 = 4423875$ globules rouges.

L'examen du 10 août accusait : 3796375. Celui du 31 août accuse: 4423875 globules rouges.

Augmentation : 4423875 — 3796375 = 626500 globules.

Nous avons eu des nouvelles de la malade par son médecin, plusieurs mois après la cure. L'amélioration avait persisté.

OBSERVATION IV.

Madame D..., 48 ans, est encore réglée.

Arrivée à Vichy, le 18 *septembre* 1877.

Habite Alger depuis de longues années.

Il y a cinq ans, des coliques hépatiques intenses ont apparu. Depuis six mois, digestions lentes et difficiles. Appétit nul. Amaigrissement relativement considérable. Migraines. Névralgies de la face.

Fièvre continuelle avec redoublement vespéral.

20 *septembre.* — EXAMEN. — Les lobes droit et gauche du foie sont notablement engorgés. La rate est volumineuse. Le pouls est à 120.

Etat scorbutique des gencives. Apparences anémiques très marquées.

Examen hématimétrique. — Conditions expérimentales : madame D... a fait usage d'eaux purgatives pendant quelques jours, immédiatement avant son arrivée à Vichy. Il y a lieu de tenir compte de la pseudo-hyperglobulie relative qui en résulte.

Moyenne de six numérations 136

D'où $x = 136 \times 125 \times 251 = 4267000$ globules rouges.

Les globules blancs sont en assez grande quantité. Ainsi on en trouve par exemple 2 pour 130 grobules rouges, 4 pour 140, 4 pour 139.

PRESCRIPTION. — Un bain tous les deux jours. A l'intérieur, matin et soir, Grande-Grille, 240 grammes.

24 *septembre.* — L'apparition d'une sciatique empêche de suivre le traitement externe. La malade ne mange presque rien et digère fort mal le peu qu'elle prend. Le pouls toujours fréquent et agité, mais pas de redoublement vespéral.

PRESCRIPTION. — Injections hypodermiques de morphine pour calmer les douleurs de la sciatique.

Eau minérale : le matin, Grande-Grille...... 240 grammes.
le soir , Grande-Grille...... 120 —
— Lardy............ 240 —

27 *septembre.* — Les fonctions digestives ne se relèvent pas. Madame D... ne se nourrit pas. Cependant elle affirme qu'elle se sent plus forte. La sciatique existe toujours ; et il est survenu à la partie inférieure du membre du côté opposé, au devant du tibia, un œdème douloureux avec état variqueux des capillaires superficiels de la peau de la région voisine.

PRESCRIPTION. — Le matin : Grande-Grille........ 360 grammes.
Le soir : Grande-Grille .... 240 —
— Lardy .... 240 —

1er *octobre.* — Même état des fonctions digestives. Accès fébriles reparaissant. L'œdème diminue lentement.

PRESCRIPTION. — Sirop de raifort composé le matin. Couper le vin aux repas avec quassia amara... Bromhydrate de quinine et $0^{gr},10$ matin et soir pendant le repas.

Eau minérale : le matin, Grande-Grille...... 480 grammes.

le soir, Grande-Grille...... 240 —

— Lardy .... 240 —

3 octobre. — Fièvre diminue. Pas de redoublement. Digestion un peu meilleure ; mais pas d'appétit. La sciatique moins douloureuse. La malade se dit moins faible.

5 octobre. — Un peu d'appétit aujourd'hui.

6 octobre. — Des affaires inattendues forcent madame D... de quitter immédiatement Vichy et de laisser sa cure en suspens.

Ce contretemps est d'autant plus fâcheux qu'il est probable que l'appétit se réveillant et les fonctions digestives s'exerçant mieux, le traitement aurait pu s'affirmer et produire d'heureuses modifications.

Examen hématimétrique. — Conditions d'expérience : aucune cause de déperdition hydrémique anormale n'est en en jeu, diurèse très modérée, constipation.

Sérum artificiel .... 500^{mmc}

Sang.. 2^{mmc}

Moyenne des cinq numérations 145

D'où $x = 145 \times 125 \times 251 = 4549365$ globules rouges.

Augmentation : 282365 globules.

On trouve à peine de globules blancs. On en aperçoit un de loin en loin ; et en faisant courir le porte-objet il arrive qu'on n'en aperçoive même pas un dans le champ quadrillé.

7 octobre. — Le lobe droit du foie est moins engorgé. Le lobe gauche l'est toujours beaucoup et proémine considérablement dans le creux épigastrique.

La rate ne semble pas aussi volumineuse. Hier et aujourd'hui la malade a mangé avec un peu d'appétit.

Départ le 7 au soir.

OBSERVATION V.

M. X..., 48 ans.

Arrivée à Vichy le 7 août 1877.

EXAMEN. — Dyspepsie persistante et très intense, datant de six mois environ. Avant qu'elle ne s'établît le malade était assez sujet à la pyrosis. Depuis qu'il est plus souffrant, il n'en est atteint que très passagèrement.

Amaigrissement considérable. Affaiblissement notable.

Pigmentation cutanée.

Pas de vomissements. Beaucoup de flatulence.

Constipation habituelle.

Signes rationnels sans rénitence au niveau de l'épigastre.

Névropathie très prononcée. Facies névropathique.

Le malade accuse une difficulté assez grande pour respirer. L'auscultation ne révèle rien du côté des poumons ni du cœur.

Le malade se nourrit très peu. Le soir il ne mange qu'un potage. Il se plaint d'éprouver la nuit particulièrement un serrement très pénible du côté de l'estomac.

Antécédents de famille : Un des ascendants atteint de carcinome.

8 *août*. — Examen hématimétrique :

$$\text{Sang} \dots \dots \dots \dots \dots \dots \dots \dots \dots \dots \quad 2^{\text{mmc}}$$
$$\text{Sérum artificiel} \dots \dots \dots \dots \dots \dots \quad 500^{\text{mmc}}$$
$$\text{Moyenne de cinq numérations} \dots \dots \dots \quad 134$$

D'où $x = 134 \times 125 \times 251 = 4204250$.

PRESCRIPTION. — Hôpital 120 grammes en deux fois, matin et soir. Un bain tous les trois jours.

12 *août*. — Même état. Même prescription.

17 *août*. — Le malade se plaint toujours de ses *spasmes* du côté de l'estomac. Lorsqu'il a bu sa dose d'eau minérale, il se sent un peu soulagé par l'éructation d'un ou deux gaz. Ses fonctions digestives sont toujours languissantes. Etat nerveux et insomnie.

PRESCRIPTION. — Matin et soir, commencer par une dose d'Hôpital de 60 grammes, et prendre une deuxième dose de Lardy de 60 à 80 grammes.

Une douche froide d'une demi-minute tous les jours.

20 *août*. — Le malade croit digérer un peu mieux. Sa digestion est pourtant toujours fort longue ; mais il se nourrit davantage, sans augmentation de souffrance. La douche froide est bien supportée. Elle est suivie d'une réaction franche. Elle a calmé l'éréthisme nerveux.

Le malade prend le soir un potage et un œuf.

L'eau du puits Lardy a semblé froide sur l'estomac.

PRESCRIPTION. — Continuer le traitement.

25 *août*. — Le malade a bon appétit le matin. Le déjeuner passe assez bien surtout pendant les premières heures. Vers les quatre heures le malaise se

traduit par un serrement de l'estomac. Ce malaise existe après le repas du soir et persiste dans la nuit.

Le repas du soir consiste en un potage et deux œufs.

Le puits Lardy, qui au début faisait éprouver à l'estomac une sensation désagréable, est actuellement mieux digéré que l'Hôpital.

Les selles sont assez régulières.

PRESCRIPTION. — Lardy matin et soir, 180 grammes en deux fois.

30 *août*. — L'appétit devient meilleur. Le repas du soir est plus substantiel. Les digestions sont meilleures. Toujours des tiraillements dans l'estomac, mais les troubles digestifs se réduisent à cela. Les nuits sont bonnes. Moins d'énervement.

L'eau du puits Lardy est très bien supportée.

La constipation ayant reparu, quelques pilules de belladone en ont triomphé.

PRESCRIPTION. — Lardy, 240 grammes en deux fois, matin et soir. Douche froide matin et soir.

3 *septembre*. — L'amélioration se maintient.

9 *septembre*. — L'état général est bon. Le malade se sent plus fort e fait volontiers un léger exercice. Les digestions sont plus faciles. Le sommeil est bon.

Depuis deux jours M. X... est revenu à sa dose de 180 grammes matin et soir.

Examen hématimétrique. — Conditions de l'expérience : il n'y a eu chez M. X... aucune cause de déperdition hydrémique anormale.

Sérum artificiel	500^{mmc}
Sang.............................	2^{mmc}
Moyenne de six numérations...............	141

D'où $x = 141 \times 125 \times 251 = 4423875$ globules rouges.

Le 8 août il y avait 4204250 globules rouges.

Le 9 septembre il y en a 4423875.

Différence en plus, 219625.

OBSERVATION VI.

M. le comte de X..., 25 ans.

Arrivée à Vichy, le 28 *juillet* 1877.

23 *juillet*. — EXAMEN. — A la suite d'une fièvre typhoïde à forme thoracique grave, susceptibilité bronchique très grande et dyspepsie douloureuse et flatulente intense. Névropathie multiple.

Phénomènes de météorisme partiel avec spasme. Retentissement nerveux se manifestant par des congestions subites de la face avec injection oculaire très apparente, suivies d'une pâleur subite avec tintements d'oreille et sentiment de défaillance... Parfois pyrosis.

Perte complète d'appétit. Se nourrit très peu et d'aliments très peu substantiels. Facies très anémique.

A la suite d'une saison qu'il a faite à Royat, il y a un mois, et où il a été surmené par une médication beaucoup trop active, il a eu un retour de bronchite, en même temps que son état antérieur s'est aggravé et que l'affaiblissement est devenu plus marqué.

23 juillet. — A l'auscultation, on trouve à la base du poumon du côté droit, un point où l'expansion vésiculaire est gênée. Souffle carotidien très marqué. Cœur sain. La palpation ne révèle rien du côté des organes abdominaux, si ce n'est l'estomac un peu dilaté, probablement par des gaz qui y sont très abondants.

Prescription. — Hôpital, 120 grammes en deux fois, matin et soir.
Ne pas prendre de bains.

Du 23 juillet au 2 août. — L'état de M. de X..., surveillé journellement, n'a rien produit de bien notable. Tout d'abord la prise de chaque dose d'eau de l'Hôpital était suivie d'une sensation de ballonnement que soulageait l'expulsion de quelques gaz. La digestion toujours lente et pénible donnait lieu à des phénomènes névropathiques qui alarmaient le malade... Les nuits, il y avait de l'agitation, de l'insomnie, etc... Toutefois, l'estomac supporta bientôt la petite dose d'eau minérale, et, dès le commencement d'août, l'alimentation put se faire plus substantielle et plus abondante.

La constipation fut combattue avec des pilules de belladone prises avant les repas qui semblèrent même influer avantageusement sur l'état spasmodique de l'estomac.

1er *août.* — Examen hématimétrique :

Sérum artificiel..............................	500^{mmc}
Sang.......................................	2^{mmc}
Moyenne de cinq numérations.................	105

D'où $x = 105 \times 125 \times 251 = 3294375$.

Prescription. — Douche froide de 30 secondes de durée, tous les matins.
Eau à l'intérieur : Matin et soir prendre 60 grammes d'eau de l'Hôpital pour préparer l'estomac et au bout de dix minutes, une dose de 120 grammes d'eau du puits Lardy.

Du 1er au 5 août. — L'eau de Lardy avait été facilement tolérée. On put, sui-

vant l'état nerveux de l'estomac, prendre la dose de 180 **grammes d'eau miné-**
rale, partie à l'Hôpital, et partie au puits Lardy, ou toute entière au puits
Lardy, ce qui était préférable. L'appétit était devenu bon. Les digestions se
faisaient tantôt d'une façon parfaite, tantôt avec les malaises accoutumés,
mais très notablement diminués. M. de X... mangeait des aliments très substantiels : viandes grillées, saignantes, en quantité assez abondante, et buvait du
bon vin à ses repas.

La douche froide était bien supportée et suivie d'une réaction franche
à moins que par mégarde on ne dépassât la durée indiquée ou qu'on ne la
donnât avec trop de choc. Dans ces cas-là, il survenait presque immédiate-
meut des phénomènes nerveux.

Vers le 10 *août*, l'état général s'était très notablement amélioré. Les fonctions digestives s'affermissaient. L'appétit était assez vif. Les forces étaient
revenues. L'état moral lui-même s'était très heureusement modifié.

La douche froide avait pu être employée matin et soir.

La dose d'eau minérale (habituellement Lardy seule) avait été portée à
240 grammes.

13 *août*. — A la suite d'un repas pris à la hâte, dans de mauvaises conditions et au milieu de préoccupations où la névropathie jouait un grand rôle,
il y eut une fausse digestion, et à partir de ce jour, les choses allèrent moins
bien qu'auparavant. M. de X... dut ne prendre qu'une douche par jour, et
même la supprimer bientôt. Il fallut réduire la dose d'eau minérale à
180 grammes matin et soir. Les digestions s'accompagnèrent de quelques-uns
des malaises qui avaient cédé jusque-là. Toutefois l'appétit persista et l'alimentation, tout en exigeant plus de réserve, fut substantielle et suffisante.

22 *août*. — Examen hématimétrique. — Conditions de l'expérience : ni
diurèse abondante, ni diarrhée, ni transpiration anormale.

Sérum artificiel.............................	500^{mmc}
Sang.,...................................	2^{mmc}
Moyenne de six numérations	146

D'où $x = 146 \times 125 \times 251 = 4580750$ globules rouges.

L'examen du 1er août accusait 3294375 globules rouges. Celui du 22 août
en accuse 4580750.

Augmentation : $4580750 - 3294375 = 1286375$.

L'expansion vésiculaire était très perceptible dans le point où elle était
obscure précédemment.

M. de X... avait fait une saison d'un mois, mais n'avait pas pris de bains et
n'avait absorbé que des doses très restreintes d'eau minérale.

Observation VII.

M. X..., 64 ans.

Dyspepsie datant de quatre ans.

Début insensible. Faiblesse, abattement environ un heure après les repas et persistant une heure ou deux. Le repas du soir présente beaucoup moins ces phénomènes pénibles.

Pas de pyrosis, pas de douleurs à l'estomac, pas de renvois. Quelquefois cependant, il y a éructation d'un ou deux gaz ; et il semble qu'elle soit suivie d'un peu de soulagement.

La constipation n'est pas constante.

En 1872 et en 1873, M. X... a fait une cure à Plombières, sans résultats appréciables.

En 1874 et 1875, cure à Royat. (Bains, douches et eau en boisson.) Résultats avantageux de Royat, surtout deux ou trois mois après la cure. Le malaise si pénible après les repas durait un peu moins longtemps.

En 1876, cure à Saint-Nectaire. Le malade s'en est bien trouvé pendant une quinzaine de jours. Plus de force. Moins de malaise. La constipation est survenue et la fin du séjour à Saint-Nectaire n'a pas été très bonne. Les forces avaient diminué.

De juillet 1876 à juillet 1877, rien de particulier. Moins de sensations pénibles et plus de faiblesse.

Quelques petites douleurs se sont parfois promenées sur le corps, douleurs sans aucun doute rhumatismales, se fixant pendant deux ou trois jours sur le point qu'elles envahissaient.

L'alimentation a paru se faire toujours d'une façon suffisante.

Antécédents de famille : Le père a été atteint d'un carcinome d'un œil dont il a été opéré. Récidive. — Est mort par suite d'une tumeur squirrheuse d'un des hypocondres. Il avait été atteint de gravelle et avait fait 4 ou 5 cures à Contrexeville.

Arrivée à Vichy le 10 *juillet* 1877.

10 *juillet*. — Examen. — Air de profonde anémie. Etat athéromateux des artères. A la palpation on sent du côté gauche du creux épigastrique un peu d'induration signalée déjà il y a plusieurs années par un des médecins les plus connus de Paris. Cette induration n'est pas très distinctement appréciable. Un peu de sensibilité de l'estomac à la pression. Etat pénible après les repas, comme il a été déjà dit. Moral affecté. Sénilité précoce.

Prescription. — Eau de l'Hôpital, 140 grammes en deux fois, matin et soir. Pas de bains.

15 *juillet*. — L'eau de l'Hôpital est bien digérée. L'appétit est assez bon

Examen hématimétrique :

Sang pris à la pulpe du doigt	2ᵐᵐᶜ
Sérum artificiel.............................	500ᵐᵐᶜ
Résultat de 4 numérations	101

D'où $x = 101 \times 125 \times 251 = 3168875$.

Prescription. — Remplacer l'eau de l'Hôpital par celle du puits Lardy, 180 grammes matin et soir, en deux fois.

18 *juillet*. — Un peu de mieux. Le puits Lardy passe très bien. Un peu moins de malaise après les repas. Meilleure mine.

Prescription. — Continuer l'eau de Lardy. Faire de l'hydrothérapie.

20 *juillet*. — L'hydrothérapie est bien supportée. Le mieux continue. L'appétit est très bon.

Prescription. — Eau de Lardy, 240 grammes en deux fois, matin et soir.

23 *juillet*. — L'état général est bon. Il est apparu à la portion interne de la dernière phalange de l'indicateur gauche un peu de tuméfaction rouge douloureuse, dure, qui semble intéresser les tissus péri-osseux de l'articulation de la troisième phalange avec la deuxième.

Conseil de prendre deux douches froides par jour.

30 *juillet*. — Les deux douches froides sont bien supportées et suivies d'une bonne réaction. L'aspect extérieur est avantageusement modifié. La figure est plus éclairée, le teint moins cachectique. Le malade se distrait volontiers. Le malaise qu'il ressent après les repas est bien moins long et ne l'absorbe pas comme il le faisait.

Un peu de constipation de temps en temps.

Prescription. — Revenir à 180 grammes d'eau matin et soir, continuer l'hydrothérapie matin et soir.

Entretenir la liberté du ventre avec un peu de podophyllin.

5 *août*. — Examen du malade au lit... La rénitence du côté de l'estomac est très difficilement appréciable. L'estomac est bien moins sensible à la pression.

Continuation de l'amélioration générale.

7 *août*. -- Examen hématimétrique :

Sérum.............	500ᵐᵐᶜ
Sang..	2ᵐᵐᶜ
Résultat de six numérations : moyenne........	130

D'où $x = 130 \times 125 \times 251 = 4078750$.

Le malade quitte Vichy le 7 au soir.

L'examen du 15 juillet révèle 3168875 globules rouges par millimètre cube de sang. Celui du 7 août 4078750.

Donc $4078750 - 3168875 = 909875$ globules rouges qui représentent l'augmentation de la proportion globulaire par millimètre cube de sang.

OBSERVATION VIII.

M. D..., 24 ans.

Arrivée à Vichy le 5 juillet 1877.

EXAMEN *le 7 juillet*. — Habite depuis deux ans le Pérou, son pays, qu'il avait quitté pendant quelques années qu'il a passées en Europe.

M. X... a été soigné au Pérou pour une hépatite. Ictère consécutif, etc... Depuis il existe une gastralgie habituelle qui apparaît plusieurs heures après les repas.

Le malade se plaint d'avoir éprouvé parfois du côté des reins, des coliques très-vives et dont le caractère a été méconnu.

A la palpation, le foie paraît peu augmenté de volume. Le lobe droit est peu saillant, peu douloureux ; il n'est pas très induré. Le lobe gauche est un peu hypertrophié ; il est saillant dans le creux épigastrique ; la consistance a augmenté.

Le rein gauche est sensible, son volume paraît normal.

Les explications données par le malade ne laissent aucun doute sur la coexistence de coliques hépatiques et de coliques néphrétiques.

Digestions pénibles. Peu d'appétit. Constipation habituelle.

PRESCRIPTION. — Un bain tous les deux jours.

<blockquote>
A l'intérieur, le matin, Hôpital...... 240 grammes en deux fois.
        le soir, Grande-Grille 240   —
</blockquote>

13 *juillet*. — La gastralgie persiste ; hier même elle a été plus vive que d'habitude. Les reins sont douloureux à droite comme à gauche. Très-peu de constipation. Digestion toujours lente. Des renvois sans goût ; hier cependant acidité.

Quelques douleurs rhumatismales dans les jambes. M. X... est sujet à ces douleurs.

PRESCRIPTION. — Bain tous les matins.

<blockquote>
Le matin : Hôpital............ 240 grammes en deux fois
Le soir : Grande-Grille....... 240   —
</blockquote>

Après les repas, matin et soir, environ 60 grammes de puits Lardy.

18 *juillet*. — Un peu d'embarras gastrique.

PRESCRIPTION. — Purgation pendant deux jours avec une demi-bouteille d'eau de Pullna. Continuer le traitement thermal.

21 *juillet*. — Embarras gastrique disparu. Il y a toujours une douleur au creux épigastrique, mais elle a changé de caractère. Elle vient subitement et disparaît au bout d'une demi-heure. Elle est bien moins vive qu'autrefois. Les digestions sont meilleures quoique toujours longues. Moins de flatulence. Il n'y a plus de pyrosis. L'appétit est bon.

PRESCRIPTION. — Le matin : Grande-Grille... 360 grammes.
Le soir : Grande-Grille... 240 —
Célestins....... 120 —

Douches à percussion thermale tous les deux jours.

25 *juillet*. — Les digestions sont meilleures. La gastralgie est peu de chose. Les douleurs de reins diminuent. L'action diurétique s'accentue. Un peu de constipation.

PRESCRIPTION. — Le matin : Grande-Grille.. 480 grammes.
Le soir : Grande-Grille.. 240 —
Célestins . .... 240 —

Douches ascendantes de temps en temps.

28 *juillet*. — Même état.

PRESCRIPTION. — Le matin : Grande-Grille.. 480 grammes.
Le Soir : Grande-Grille.. 240 —
Célestins...... 480 —

4 *août*. — Réaction du côté du foie, des reins, du tube digestif. Urines très chargées d'urates.

PRESCRIPTION. — Un verre d'eau de Pullna, le matin à jeun, pendant trois ou quatre jours.

Suspendre les bains et les remplacer par une douche froide tous les jours.
Le matin : Grande-Grille............... 480 grammes.
Le soir : Célestins................... 720 —

7 *août*. — La crise n'est pas terminée; mais elle ne s'accentue pas. Sous la douche thermale, il y a le sentiment d'un gonflement pénible du foie.

PRESCRIPTION. — Le matin : Grande-Grille .. 720 grammes.
Le soir : Célestins....... 720 —

10 *août*. — Disparition de tous les phénomènes critiques. Les urines sont excessivement abondantes.

Comme le malade, qui doit repartir prochainement pour le Pérou, ne veut entreprendre ce voyage que bien rétabli, il est convenu qu'il va aller passer un mois au bord de la mer ou en Suisse, et qu'il reviendra ensuite faire une petite saison.

Le lobe droit du foie est peu congestionné ; le lobe gauche est toujours saillant.

Prescription. — Diminuer les doses progressivement, de façon à arriver au 15 août à la dose de 360 grammes, matin et soir.

15 *août*. — Départ. M. X... a pris 20 bains, 10 douches à percussion thermale, 7 douches ascendantes.

Retour le 13 *septembre*.

14 *septembre*. — Examen. — M. X... s'est bien porté pendant le mois qu'il a passé en Suisse. La gastralgie a reparu ces derniers jours. Il y a eu aussi quelques aigreurs.

La figure est pleine. Le teint est bon. Le malade se plaint surtout d'une constipation opiniâtre.

A la palpation le lobe droit paraît normal ; on retrouve toujours le lobe gauche induré ; mais il paraît moins saillant.

Examen hématimétrique :

Sérum artificiel ....,.................... 500^{mmc}

Sang .... 2^{mmc}

Moyenne de six numérations.................. 168

D'où $x = 168 \times 125 \times 251 = 5271000$ globules rouges.

Il semble qu'il y ait plus de globules blancs qu'à l'état normal. C'est ainsi qu'on peut en compter 9 sur 170 globules rouges, dans une des numérations.

Prescription. — Bains de temps en temps. Hydrothérapie.

Matin et soir, Grande-Grille, 240 grammes.

Lardy, 60 grammes après les repas.

17 *septembre*. Quelques tiraillements du côté de l'estomac. Urines peu chargées.

Prescription. — Le matin : Grande-Grille .. 480 grammes.

Le soir : Célestins....... 480 —

Lardy, 60 grammes après les repas.

20 *septembre*. — Etat général excellent. Bon appétit. Digestions bonnes.

PRESCRIPTION. — Le matin : Grande-Grille .. 600 grammes.

Le soir : Célestins........ 600 —

Lardy, 60 grammes après les repas.

23 *septembre*. — Parfois un peu de sensibilité du côté du foie et de l'estomac ; mais pas de douleurs. Appétit très bon. Digestions bonnes.

PRESCRIPTION. — Le matin : Grande-Grille.. 780 grammes.

Le soir : Célestins ...... 720 —

Diminuer de 240 grammes à partir du 26.

27 *septembre*. — Examen hématimétrique :

Conditions de l'expérience : la quantité des urines est en rapport avec celle des liquides ingérés ; il n'y a eu aucune condition de déperdition hydrémique anormale ; au contraire, il y a un peu de constipation.

Sérum artificiel............................... 500 mc

Sang.... .... 2mmc

Moyenne de six numérations................... 191

D'où $x = 191 \times 125 \times 251 = 5992625$ globules rouges.

Un ou deux globules blancs au plus dans le champ du microscope, en promenant le porte-objet. En examinant avec l'oculaire 3, on trouve des globules rouges d'une forme allongée.

L'examen du 14 septembre révélait 5271000 globules rouges.

Celui du 17 accuse............... 5992625 —

$5992625 - 5271000 = 721625$ globules rouges qui représentent l'augmentation globulaire par millimètre cube de sang.

Chacune de ces observations qui se rapportent à des cas dont le choix donne aux résultats de l'expérimentation une autorité légitime et une signification absolue représente une augmentation globulaire plus ou moins importante. Le groupement suivant représente une gamme ascendante des résultats hématiniques :

NUMÉROS des observa- tions.	MOYENNE DE LA DOSE QUOTIDIENNE			DURÉE de l'expéri- mentation clinique.	NUMÉRATION du début.	NUMÉRATION de la fin.	AUGMENTATION globulaire.
	faible.	modérée.	forte.				
	grammes.	grammes.	grammes.	Jours.			
V	300	....	....	31	4,204,250	4,423,875	219,625
VI	....	735	....	16	4,267,000	4,549,365	282,365
III	....	520	....	21	3,796,375	4,423,875	626,500
VIII	....	....	1,200	13	5,271,000	5,992,625	721,625
VII	415	....	....	22	3,168,875	4,078,750	909,875
VI	420	....	....	22	3,294,375	4,580,750	1,286,375
II	....	....	1,000	18	3,231,625	4,737,625	1,506,000
I	....	700	....	18	4,674,875	6,243,625	1,568,750

Dans la gamme formée par le classement des plus-values hématiques, en suivant une marche ascendante, la première note fourn e
par l'observation n° V, représente une valeur numérique assez faible
et qui ne dépasse guère les limites que peut atteindre le contingent provenant d'erreurs dont le calcul est susceptible. Mais en laissant de côté la valeur absolue du résultat hématimétrique, on ne
peut lui refuser une valeur relative, par suite de sa signification
avec celle des résultats fournis par toutes les autres observations.

Au reste, si cette observation n'apporte à la thèse de l'action reconstituante des eaux de Vichy, que des preuves modestes, elle est
pleine d'autorité pour réfuter la théorie d'une action débilitante,
anémiante attribuée à ces eaux.

Le malade dont il est question était atteint d'une dyspepsie qui ne
datait que de quelques mois et dont l'apparition avait été rapidement suivie de symptômes d'un état dyscrasique. Était-ce une dyspepsie simple, essentielle? Était-ce une dyspepsie préparant le terrain à la localisation gastro-intestinale d'accidents diathésiques de la
nature la plus grave? Était-ce enfin une dyspepsie symptomatique
d'une lésion organique déjà en voie d'évolution, mais dont aucun
signe ne révélait l'existence? Un appareil névropathique particulier
n'apportait aucune clarté dans la confusion des éléments de dia-
gnostic; aussi une grande réserve s'imposait-elle au point de vue
du pronostic. Néanmoins l'indication était formelle de relever les
fonctions digestives pour que l'alimentation fût possible.

De vagues renseignements ultérieurs nous permettent de croire que l'affection avait bien toute la gravité qu'entrevoyaient nos réserves. En cette conjoncture, aucun médicament n'était susceptible de relever bien sensiblement le niveau globulaire ; et toutes les conditions se trouvaient réunies pour favoriser toute action débilitante qui eût été mise en jeu. Or, si humble qu'ait été le résultat, il accusait un mouvement dans le sens de la reconstitution.

Ajoutons, pour être sincère, que l'eau de Vichy, dont nous ne recherchions que l'action eupeptique a été employée dans le cas actuel à des doses extrêmement modérées.

Certes, il y a peut-être bien lieu de s'étonner que l'augmentation de la faculté digestive permettant une alimentation plus abondante et plus substantielle, n'ait pas entraîné des changements hématiniques importants. Mais il faut se rappeler que quelque complète qu'on la considère, la fonction digestive ne constitue pas l'acte nutritif ; au-dessus d'elle et comme couronnement s'épanouit l'acte trophique qui préside à l'utilisation des matériaux assimilables, aux échanges, aux transformations dont se compose la vie interstitielle.

Dans l'observation n° IV, qui fournit la seconde note, l'expression de l'augmentation numérique des globules se trouve bien au-dessous de la réalité, par suite de circonstances dont il ne nous a pas été possible de tenir compte dans le calcul. En effet, la malade dont il est question avait fait usage de purgatifs pendant plusieurs jours consécutifs qui ont précédé immédiatement son arrivée à Vichy. La spoliation hydrémique qui a été la conséquence de cet usage répété a entraîné une concentration globulaire, c'est-à-dire une pseudo-richesse en globules, que la numération du début a enregistrée. La plus-value à la fin du traitement est bien supérieure au nombre qui la représente.

En outre, il y a lieu de faire observer que la cure subitement interrompue au moment même où les fonctions digestives semblaient se relever, n'a pu donner les résultats reconstituants qu'on était en droit d'en attendre. Dans les cas de ce genre, l'action reconstituante des eaux de Vichy est de notoriété classique, et a été affirmée par ceux-là même qui, dans leur appréciation, se sont montrés peu disposés à de la partialité à leur égard.

L'observation n° III se rapporte à une malade qui, à son arrivée à Vichy, présentait des caractères d'anémie beaucoup plus prononcés que nous ne les avons observés dans d'autres cas caractérisés par une hypoglobulie même plus grande. L'expression numérique de la reconstitution du sang dépasse sensiblement la limite au-dessus de laquelle les résultats sont notables et méritent une réelle considération.

L'observation n° VIII est féconde en preuves convaincantes ; elle mérite qu'on pèse bien sa signification.

Dans une seconde cure très active, de 13 jours de durée et séparée par un intervalle de 1 mois d'une première cure qui avait duré 35 jours et avait été menée activement, M. X... gagne 721,625 globules rouges par millimètre cube.

En outre, et cela mérite d'être souligné, la richesse globulaire a été élevée par ces acquisitions bien au-dessus de la moyenne physiologique déterminée par le procédé dont nous nous sommes servi(1).

L'observation n° VII relate le triomphe de l'eau de Vichy, à petites doses, à titre d'eupeptique. L'augmentation du nombre des globules est d'environ un million par millimètre cube. Ce résultat important nous a surpris nous-même, étant donné l'âge du sujet et un concours de circonstances relatées dans l'observation. Nous avons revu M. A... un an après ; son état de santé s'était maintenu.

---

(1) Avec le procédé Hayem, l'expression numérique de la proportion globulaire est bien au-dessus de la réalité par suite de la formation d'une zone périphérique que les globules abandonnent pour se porter vers le centre. La zone peuplée bénéficie de ces migrations qui augmentent le chiffre de sa population. Comme cette zone occupe une superficie plusieurs fois équivalente à celle qu'occupe la zone déserte l'erreur est moins considérable qu'elle ne paraît devoir l'être au premier abord.

Dans le procédé Malassez, la capillarité fait que l'on opère sur une partie de la solution qui n'a plus la proportion de globules. Le nombre qui exprime cette proportion est insuffisant.

Dans la pratique, quand on ne cherche que des données comparatives, le parallélisme des conditions d'expérience dans les différentes numérations fait que les inconvénients inhérents à ces procédés sont sans importance, à la condition d'employer le même procédé dans les différentes phases qui composent une expérimentation complète.

Le procédé exact serait celui qui permettrait de compter individuellement tous les prisonniers d'une solution de sang, dont le titre et le volume seraient connus.

L'observation n° VI fournit une des notes les plus élevées de la gamme des plus-values. Ce résultat est dû à l'usage de petites doses.

L'observation n° II représente une augmentation d'un million et demi de globules rouges par millimètre cube, obtenue en 18 jours au moyen de doses massives. La nutrition tenue en échec par une dyspepsie très ancienne liée aux conditions pathologiques du foie, s'est relevée comme d'un bond dès qu'a disparu l'enchaînement des troubles fonctionnels. Les circonstances nous ont permis de constater qu'une augmentation notable de poids correspondait au relèvement du niveau globulaire, ce qui n'a rien que de très vraisemblable. Les cas de ce genre sont du reste ce qu'on a appelé : le triomphe de la cure de Vichy.

A l'observation n° I correspond la plus grande élévation du nombre qui représente la plus-value en globules et de celui qui représente la richesse du sang à la fin de la cure. La moyenne physiologique est dépassée de beaucoup. Cette observation apporte un grand contingent d'autorité à la thèse que nous soutenons ; à ce titre elle mérite d'etre placée à côté des observations VI, II et VIII pour former une série caractérisée par les actions hématiniques en définitive (1) les plus considérables, auxquelles correspondent les doses faibles et moyennes représentées chacune par le chiffre 1 et les doses massives par le chiffre 2.

CONCLUSION.

Pour condenser en une formule inspirée par le point de vue clinique les données fournies par notre étude (2) expérimentale, nous dirons :

(1) Nous manquerions de logique ou de conviction si, en formulant une appréciation générale, nous ne faisions pas la part d'action hématinique qui, dans l'observation n° VIII, revient à la première cure de Vichy, dans l'établissement du niveau globulaire représenté au début de la deuxième cure par le nombre 5,271,000.

(2) Nous devons faire remarquer que le point de vue de la spécialité des sources et l'étude de l'influence que peut exercer cette spécialité sur les résultats hématiniques ont été forcément négligés dans ce travail. Le choix des sources ainsi que la fixation des doses ne pouvaient être livrés à l'inspiration d'une expérimentation spéculative ; leur détermination était soumise aux indications tirées de l'état des malades.

L'eau de Vichy administrée à doses thérapeutiques et dans des conditions qui permettent l'exercice de certaines activités fonctionnelles, élève d'une façon très appréciable le niveau globulaire dans les anémies simples ou liées à des affections justiciables de Vichy.

Les hypoglobulies liées à des affections que l'eau de Vichy ne peut pas modifier avantageusement, ne bénéficient pas largement de l'action reconstituante de ce médicament.

Notre excellent confrère, à Vichy, le Dr Zénon Pupier, est arrivé à une conclusion plus formelle et plus catégorique dans un travail qui a sur le nôtre plus que l'avantage de la priorité dans l'étude d'une question dont l'actualité persistante nous a engagé à réviser au moyen de l'expérimentation clinique les données que lui avait fournies la physiologie expérimentale. On peut la formuler ainsi :

« Les alcalins tendent à produire l'hyperglobulie. »

Il pense que dans les affections organiques, ils ne peuvent être impliqués dans la production d'un état cachectique que comme stimulants de l'évolution morbide qui seule conduit à la cachexie.

En ne retenant dans la discussion que l'eau de Vichy, nous pensons que cette définition de son action sur le sang semble admettre une action pharmaco-dynamique en quelque sorte fatale et indépendante des questions de doses et de conditions pathologiques. A cette interprétation correspondraient des abus systématiques gros de désillusions. Pour nous, c'est par une série d'actes organiques créant des activités fonctionnelles, que le traitement par les eaux de Vichy exerce une action reconstituante. Les termes du problème sont complexes, et les conditions d'administration ne sont pas indifférentes. Les actions premières du médicament sur les organes ont besoin d'être dirigées, modérées, équilibrées en se guidant d'après l'état des fonctions, comme ces arbres dont une main habile règle et dirige la sève, équilibrant et répartissant la vie dans chaque rameau.

FACTEURS DE L'ACTION RECONSTITUANTE.

Les facteurs de cette action reconstituante peuvent être représentés : 1° par des apports au sang ; 2° par des actions fonctionnelles.

Apports. — Les apports comprennent les principes contenus dans la minéralisation de Vichy qui existent normalement dans le sang ; en d'autres termes, les constituants normaux seuls constituent un apport direct par rapport au sang, ce sont :

a) Les sels qui représentent la spécialité alcaline de Vichy et dont les bases soude, potasse, chaux et magnésie forment la minéralisation alcaline du sang. L'une d'elles, la soude, en quantité prédominante dans l'eau de Vichy, détermine la réaction du milieu sanguin, sans laquelle la vie est impossible.

b) Le fer, qui entre dans la composition du globule et dont l'importance dans les phénomènes hématiniques n'a pas besoin d'être démontrée.

c) L'acide phosphorique dont les conditions de combinaisons dans l'eau de Vichy sont mal déterminées, mais dont le rôle physiologique, au point de vue des phénomènes nutritifs, est de la plus haute importance. Les travaux de MM. Paquelin et Jolly attribuent à ses combinaisons tribasiques un rôle prédominant dans les phénomènes physico-chimiques qui composent l'acte trophique.

d) Le soufre, vraisemblablement à l'état de sulfate dans l'eau de Vichy et qui existe normalement dans le plasma.

e) Le cuivre (1) dont la présence dans le sang a été affirmée et niée, quoiqu'on le retrouve dans la bile.

Les autres [principes existant dans la minéralisation de Vichy ne doivent pas figurer dans cette catégorie. Leur présence passagère dans le sang et dans l'organisme ne permet pas de les considérer comme un apport. Ils doivent donner lieu à des actions fonctionnelles se confondant dans l'ensemble des phénomènes observés et où il est impossible actuellement de reconnaître leur influence propre. Au reste, à peine connues pour la plupart, leurs propriétés physiologiques n'ont pas été étudiées, et tout à leur égard ne peut être qu'hypothèse. Il est évident qu'ils doivent exercer une action quelconque, qui nous échappe et dont la science un jour nous révélera sans doute la nature et l'importance ; mais pour réserver leurs droits, nous croyons qu'il suffit de reconnaître qu'ils contribuent à donner à l'eau de Vichy cette individualité propre que caractérisent les résultats cliniques.

Un de ces principes, cependant, mérite d'être excepté de ces considérations banales, à cause de son importance quantitative dans l'eau de Vichy, et de l'intensité du dynamisme qui correspond à une dose représentée par la ration journalière de l'eau minérale. Ce principe dont les propriétés sont connues et dont l'action reconstituante est admise par tous les auteurs, c'est l'arsenic.

Actions fonctionnelles. — Le grand facteur de l'acte reconstituant est représenté par les actions fonctionnelles. L'importance de ce facteur est plus réelle qu'apparente. L'activité imprimée à une fonction prise isolément, trouve dans l'enchaînement des actes organiques le moyen de s'exercer d'une façon féconde en provoquant des activités secondaires. Une étude complète exigerait que l'on passât en revue chaque fonction pour y constater les effets imputables à l'activité initiale. Nous nous contenterons de mentionner les faits saillants résultant de l'action de l'eau de Vichy sur le fonctionnement général de l'organisme, tels que la régularisation des oxydations, la transformation des phosphates inassimilables (Paquelin et Jolly), etc.,

(1) Du moins dans la Grande-Grille.

pour ne mettre en relief que les actions fonctionnelles initiales qui, par rapport aux autres, peuvent jouer le rôle de causes premières.

Fonctions digestives. — C'est principalement par l'activité qu'elle imprime aux fonctions digestives, que l'eau de Vichy exerce une action reconstituante. Cette influence peut se décomposer ainsi :

1° Augmentation du pouvoir digestif et de l'appétit et, comme conséquence, augmentation de l'alimentation ;

2° Augmentation de la faculté assimilatrice.

A la production de l'augmentation du pouvoir digestif concourent :

A) L'action exercée sur les glandes salivaires qui, maintenant la réaction alcaline, permet l'écoulement des sucs salivaires et la présence d'une quantité suffisante de diastase normale nécessaire pour accomplir une part spéciale du travail digestif.

B) Augmentation de la sécrétion du suc gastrique par le fait de l'action directe de l'eau alcaline, et neutralisation des acides anormaux.

C) Maintien de la réaction alcaline des sucs qui baignent l'intestin et complètent la digestion : bile, suc pancréatique, suc intestinal. La neutralisation par la bile de la réaction acide du bol alimentaire imprégné de suc gastrique est indispensable pour permettre au ferment pancréatique d'exercer son activité. A cette réaction sont liées la chylification et l'absorption intestinale.

L'augmentation de la faculté assimilatrice dépend de la perfection de l'élaboration digestive et de l'activité du processus qui transforme la matière assimilable en substance initiée déjà à la vie organique dès son passage dans le sang. Or, l'influence particulière que l'eau de Vichy exerce comme alcalin sur un des tissus histologiques au travers desquels s'opèrent les phénomènes endosmotiques et exosmotiques, permet de lui accorder une grande influence sur ce processus.

Fonctions du foie. — L'activité fonctionnelle imprimée au foie par l'eau de Vichy, doit être prise en sérieuse considération dans la recherche des facteurs de l'action reconstituante du traitement thermal. Cela s'explique par l'importance du rôle physiologique dévolu au foie, importance entrevue déjà par les anciens, que les travaux modernes ont mise en relief, et qui apparaît chaque jour plus manifeste et plus considérable. La fonction glycogénique avec ses deux termes : formation du glycogène et transformation en glycose, la formation de l'urée, la sécrétion de la bile et la pimélogénie hépatique représentent la valeur définie de ses attributions ; mais les relations fonctionnelles qu'il contracte le font confiner à tous les actes organiques de quelque importance. Il concourt à l'hématopoïese ; et, d'après M. le Pr Gubler, il fournirait aux hématies la graisse qui est le centre formateur de ces éléments figurés.

La modification de la sécrétion biliaire par le passage de certains principes dans la bile, explique bien un des côtés de l'action de l'eau de Vichy, mais elle laisse de côté une action plus profonde et plus féconde.

Il est probable que ce serait les éléments mêmes de la cellule hépatique qui seraient le siège d'une excitation organique. Les conditions anatomo-physiologiques en permettant l'arrivée en masse, par le système porte, de l'eau de Vichy absorbée, placent l'élément histologique sous l'influence de son excitant.

Action de l'eau de Vichy sur les épithéliums. — Jusqu'ici nous avons parlé d'actions fonctionnelles ; mais ce mot cache notre ignorance touchant les phénomènes physico-chimiques qui mettent en jeu les propriétés vitales des tissus et les font concourir à un acte d'ensemble, à une synthèse que représente la fonction. Or, si ce point de vue des actions fonctionnelles représente un terrain solide, accessible à nos moyens d'investigation et qui a l'avantage de ne pas empiéter sur le terrain des aventures et des hypothèses, il est modeste par rapport à l'éloignement où il nous laisse de la connaissance de l'élément histologique qui est le siège des phénomènes et de la nature de ces phénomènes. Après avoir établi le fait, il peut être permis de rechercher le *modus faciendi ;* et en tout cas la susceptibilité spéciale des cellules épithéliales à l'influence des solutions alcalines doit diriger les recherches vers les propriétés de ces éléments.

Certains débris épithéliaux jouent le rôle de ferment ; c'est ainsi que dans le produit des glandes salivaires, un ferment figuré faciliterait l'action du ferment chimique (1). De même dans l'intestin, les épithéliums ne peuvent être réduits au rôle de vernis protecteur, et Cl. Bernard (2) admet, d'après ses expériences, que les éléments épithéliaux attirent et modifient les principes premiers résultant de la dissolution digestive, et les élaborent avant de les faire passer dans les vaisseaux. « La digestion ne serait donc point une absorption ali-« mentaire simple et directe. Pour préciser encore mieux les termes, « nous pourrons dire que les aliments dissous et modifiés par les « sucs digestifs dans l'intestin ne forment qu'une sorte de blastème « générateur, dans lequel les éléments anatomiques trouvent les « matériaux de leur nutrition et de leur activité fonctionnelle. » Cette manière d'interpréter l'action des épithéliums leur attribue un rôle considérable ; car ces phénomènes qui ont pour siège la cellule, représentent à la fois une élaboration spéciale et une assimilation organique. Cette interprétation vient à l'appui des vues exposées quelques années auparavant par M. le professeur Gubler, qui ramenaient tous les actes organiques à la vie cellulaire. D'après cette grande vue d'ensemble, l'élément histologique en se nourrissant donnerait lieu à des dédoublements dans lesquels il puiserait ce qui est nécessaire à sa réparation et rejetterait ce qui lui est inutile. La vie cellulaire à laquelle pourraient être ramenés tous les actes organiques serait purement *égoïste ;* mais les conditions mêmes d'échanges nutritifs feraient que des actes fonctionnels dériveraient de la satisfaction de ces appétits. C'est ainsi que la sécrétion serait une sorte d'excrétion cellulaire ; mais non une excrétion dans le sens actif que

(1) Ch. Richet, *Revue des sciences méd.*, octobre 1878.
(2) *Diabète*, p. 486, Cl. Bernard.

comporte ce mot, une excrétion par manque d'emploi, pour cause d'indifférence organo-chimique, de certains principes.

Cette conception ramène à l'unité le problème des phénomènes organiques ; en cela elle est en parfaite concordance avec les tendances de la science contemporaine que chaque pas affermit dans cette voie. Mais elle n'est pas une simple vue de l'esprit, ingénieuse et séduisante ; elle repose sur l'interprétation la plus vraisemblable des phénomènes tangibles. C'est ainsi que, d'après M. le professeur Gubler, « la transformation sur place, pendant son séjour dans les « cavités bronchiques, d'un mucus opalin et visqueux, en un muco-« pus opaque et diffluent, s'explique naturellement par la consom-« mation de la matière protéique amorphe absorbée et assimilée par « les néocytes qui ont pris des contours plus nets et se sont chargés « de fines granulations graisseuses. »

Or, comme le fait remarquer ce maître éminent, le pouvoir catalytique d'une *espèce créée* dont la nutrition est plus active et qui peut se produire et multiplier indéfiniment, est autrement supérieur à celui d'organes rudimentaires.

L'interprétation, d'après ces données, du rôle des épithéliums de l'intestin dans les phénomènes digestifs ultimes, donnerait l'image d'une quantité incommensurable d'éléments avides d'assimiler à leur profit et baignant dans un liquide éminemment réparateur. Quels sont les phénomènes auxquels va donner lieu leur activité trophique? La cellule épithéliale va-t-elle, par une destination spéciale, attirer à elle ce qui est impropre à former le sang, et rejettera-t-elle comme impropre à la nourrir, les matériaux propres à composer le sang ? Ce serait une sécrétion en dedans. Ou bien, la cellule assimile-t-elle comme un parasite toutes les substances assimilables et les cède-t-elle à des activités parasitaires supérieures à la sienne ? Nous nous contenterons de poser ces questions. Cl. Bernard, qui a étudié le rôle des épithéliums dans les phénomènes d'assimilation, leur attribue une puissance d'élaboration spéciale dont il ne précise ni les caractères, ni la nature, mais dont l'exercice répond à une phase nécessaire du travail digestif, et constitue une condition *sine quà non* de l'absorption intestinale.

Si l'on rapproche de l'importance du rôle de ces éléments histologiques l'action spéciale que l'eau de Vichy exerce sur leur activité
organique, on restera convaincu que la plupart des modifications
fonctionnelles de l'appareil digestif ont pour point de départ cette
action élective qui se traduit par une excitation et une rénovation
épithéliale. Il est probable que cette activité cellulaire qui joue un
rôle dont l'importance est évidente, dans les phénomènes qui ont
pour théâtre l'intestin, s'exerce d'une façon non moins féconde dans
les autres parties de l'appareil digestif, et notamment dans celles
qui sont le siège de sécrétions.

Cette action élective, qui s'exercerait sur les organes et les sys-
tèmes à revêtement interne épithélial, permettrait à l'eau de Vichy
de faire retentir son dynamisme jusqu'aux sources de l'hémato-
poièse.

INDEX

Paris. — Impr. Paul Dupont, rue Jean-Jacques-Rousseau, 41. (1658.—79.)

www.ingramcontent.com/pod-product-compliance
Lightning Source LLC
Chambersburg PA
CBHW030927220326
41521CB00039B/1170